U0060030

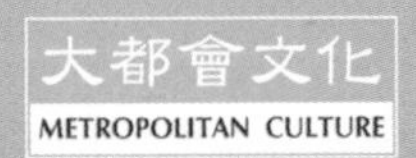
大都會文化
METROPOLITAN CULTURE

大都會文化
METROPOLITAN CULTURE

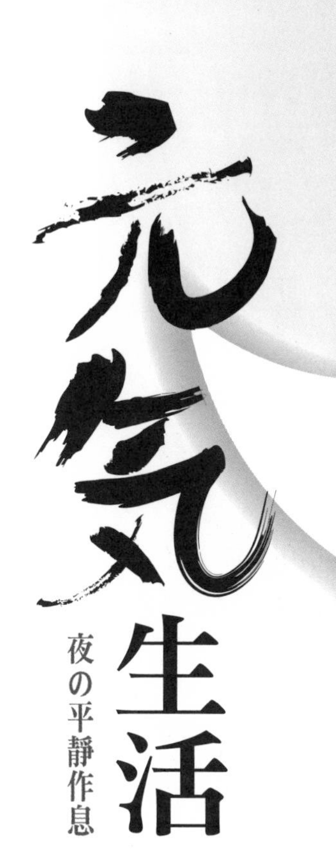

生活

夜の平靜作息

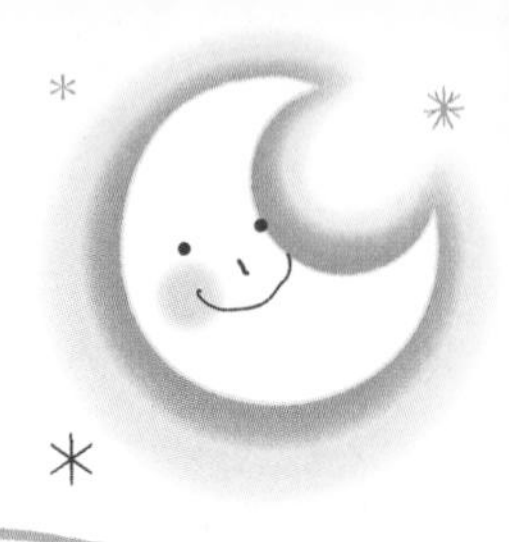

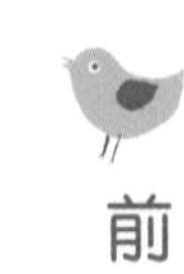

前言

有沒有發現，養成早睡習慣的人們都有一副健朗的身體？夜晚是結束一天，讓身心休養以迎接明日的最佳時刻。你我都知道早睡對身體好的道理，也知道護肝、美容的準確時間，但又有多少人真正做到所謂的「早睡」？

早睡並不是一個隨便喊喊的口號，真正會徹底實踐「早睡並早起」的人，一定有相當積極的人生規劃，知道自己該在什麼時刻有什麼樣的作息。想想，一個早睡的人，在他的夜晚活動裡，一定不會有被電視節目或網路世界所長期佔據的時間；也不會動輒就通宵狂歡、飲酒作樂來浪費大好夜間時光。

沒錯，你會發現許多成功人士，下班後大多早早回家。他們總是

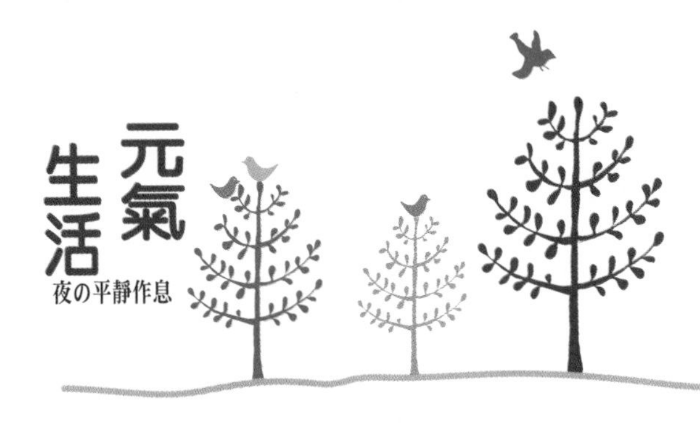

懂得留些時間給家庭——享受夜間與家人相處的時光；再撥點時間給自己——利用夜間學習、沉殿或冥想；之後便早早就寢，因為明日又是一個得為理想打拚的日子。所以，從一個簡單的「早睡」動作，便可以看出你是不是個懂得做好時間規劃的人，而不是總把大好的夜間時光留給沒有積極意義的荒唐消遣。

夜晚該有什麼樣的好習慣來休養身體，並達到安眠與儲蓄明日精力的目的，這個議題在早期便已有人探討。尤其是日漸年長的你，再也無法像年輕時期一樣蹉跎歲月與忽略健康，而本書就是要告訴你「如何建立和規劃一個良好的夜間休養時光來養護自己」。

別再浪費時間無意識地坐在電視機前，或者熬夜傷身地在網路世界裡消磨生命。在許多人都還恍恍忽忽地過完一天時，早一步就寢進而早一點起床，活化自己的腦細胞，就可以積極改變你的人生。

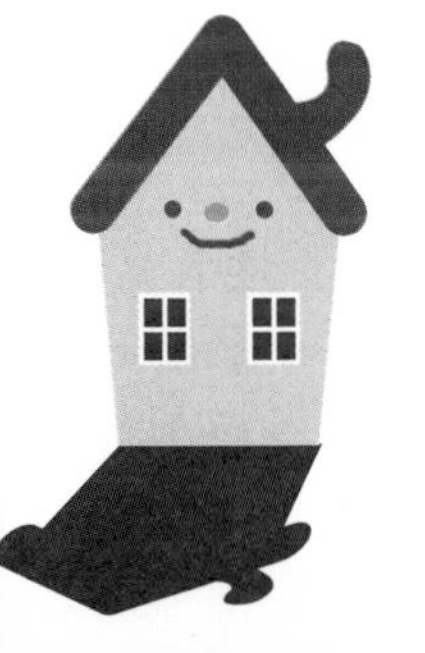

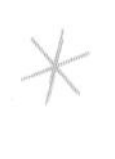

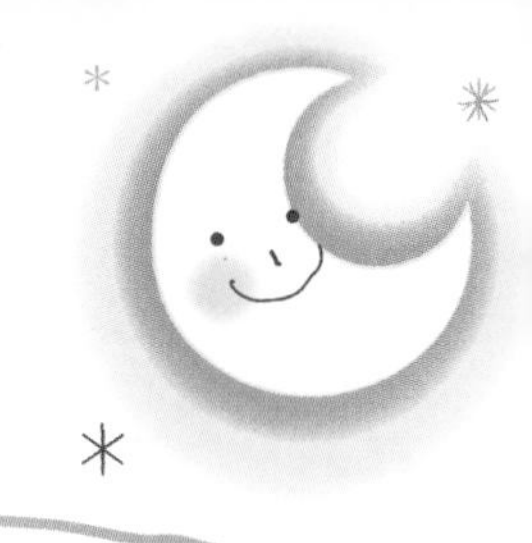

元氣生活

夜の平靜作息

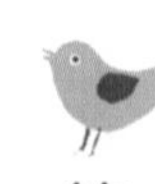

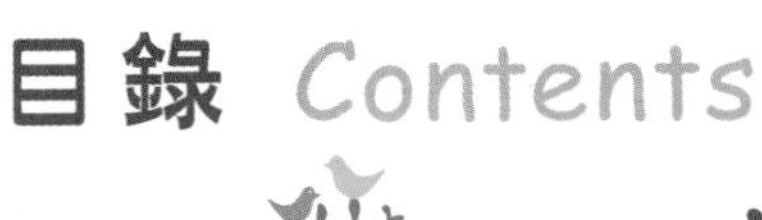

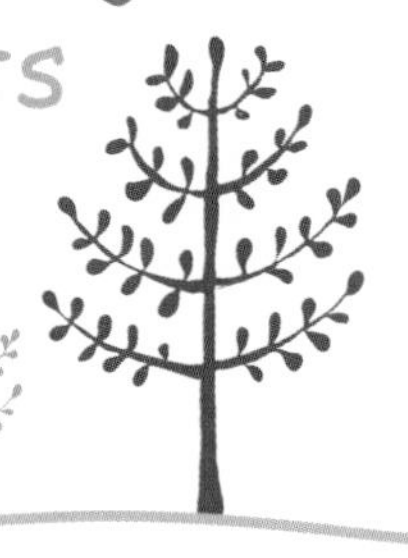

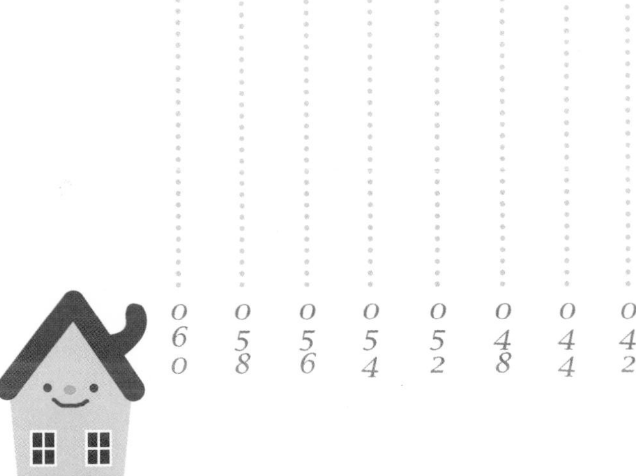

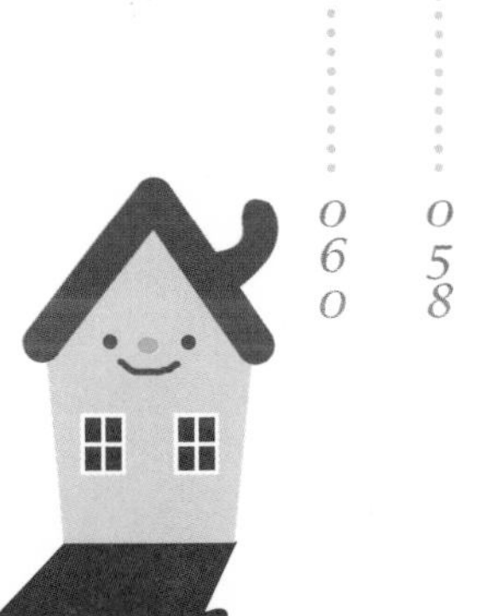

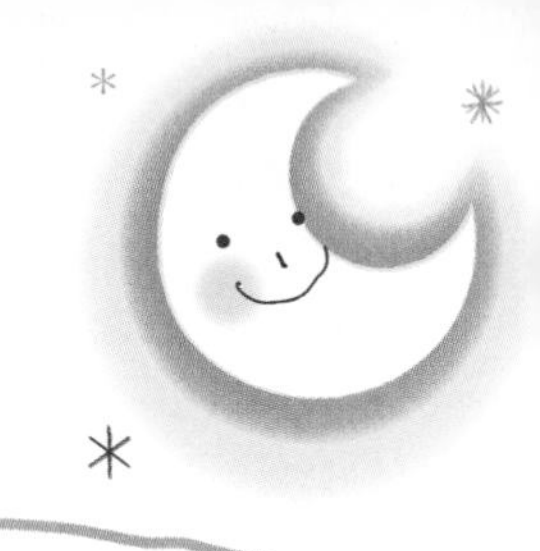

元氣生活

夜の平靜作息

第3章 放輕鬆

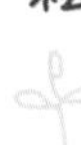

目錄 Contents

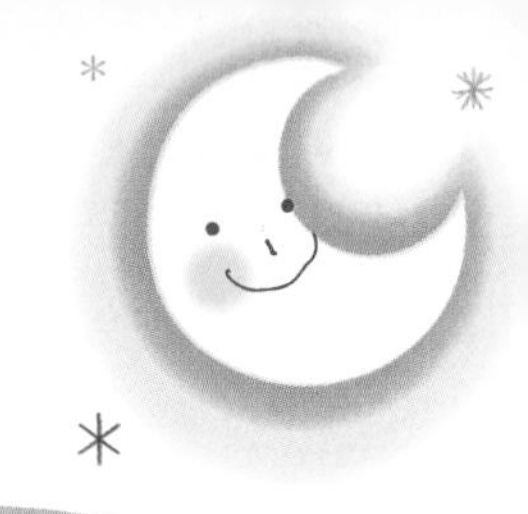

元氣生活

夜の平靜作息

目錄 Contents

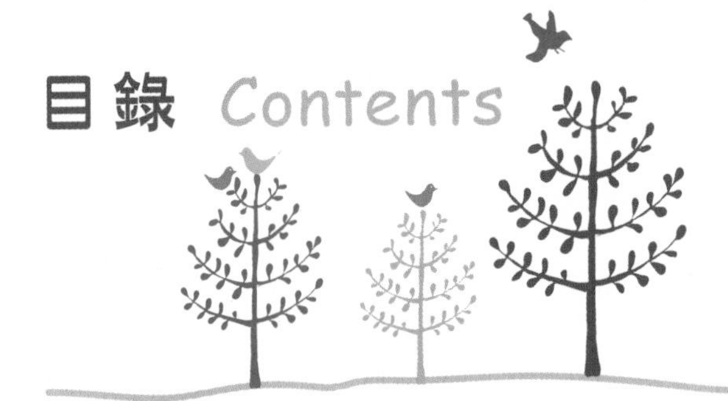

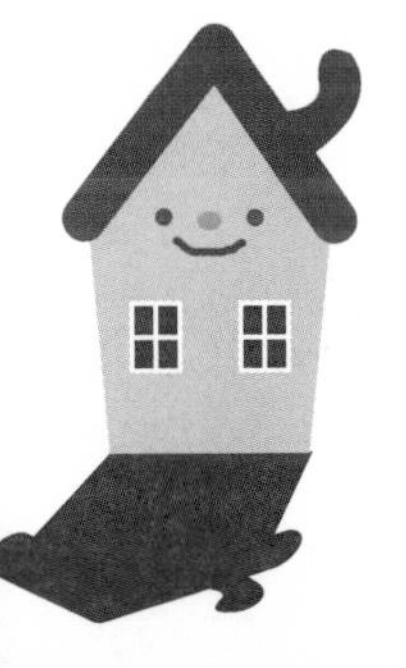

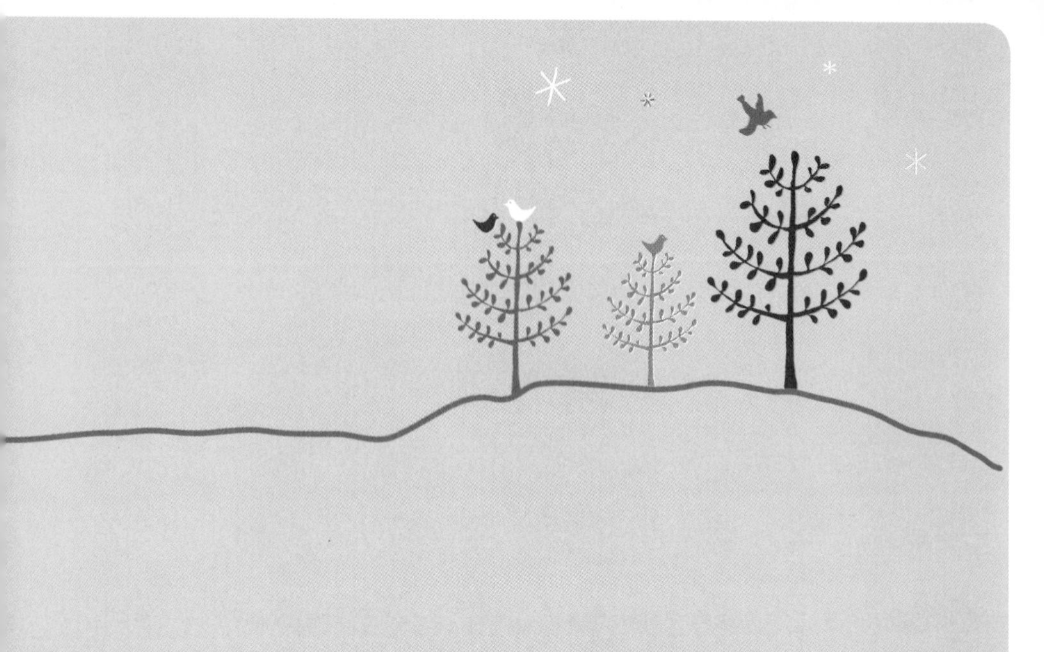

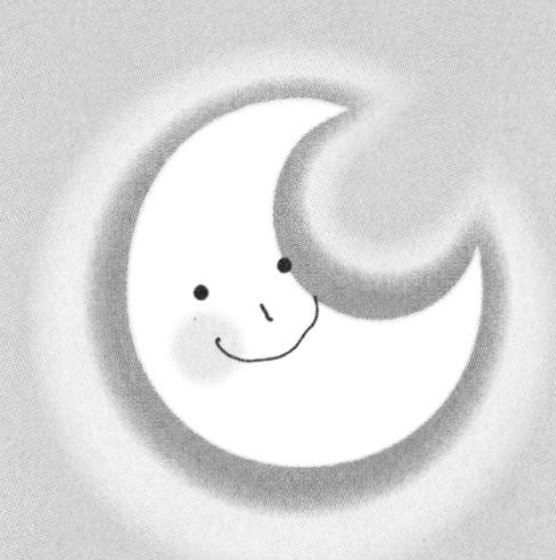

第 1 章

夜晚該怎麼過？

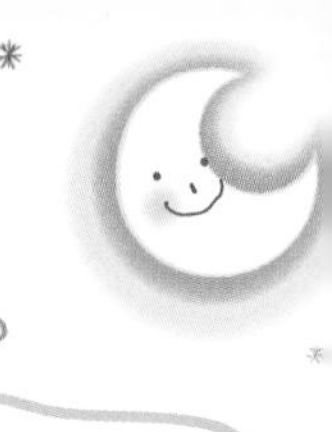

1、要早起的前一晚

每個人都知道早起好處多多，但是有沒有發現一個經驗，假如你明天必須要提早起床去做一件重要的事，可能是見客戶或是趕飛機出差，所以你前一晚就會不斷告訴自己要早點睡。平常也許是十二點多才會入睡的你，為了隔天的早起，你會提早到十點鐘上床，但是越躺越清醒，數羊數到一千隻還是睡不著，最後輾轉難眠地到了習慣的十二點多才睡去，白白浪費了十到十二點這本來屬於你的個人作息時間。

當你想要提早起床時，就必須要做好心理的調適，像是睡前不宜吃太多、喝太多，當然咖啡、茶類等飲品就不要在睡前喝。很多人說睡前兩小時內就不要再進食，這是有道理的，睡前吃東西一方面影響睡眠品質，二方面也會造成身體器官運作的負擔。而在心理調適方面，你會為了第二天某件重要的事情而需要早起，所以最好在睡前就做好隔天工作或出差所需要的準備，你心裡踏實了，就寢時才不會東想西想，杞人憂天的影響睡眠情緒。

當你一直想著「快點睡著、快點睡著」反而不太容易睡著；當你明明有事必須要熬夜完成，卻早早就打瞌睡。沒錯，這就是人性！所以如果你明知第二天有重要的事需要早起，還不如在睡前多花點心思去做好部份明天該做的準備工作。如此，相信你只做了五分鐘隔天的準備工作，馬上就會有睡意上身，這就好像隔天要考試的人，在睡前三分鐘多背些英文單字，更容易催人入睡。所以有時試著反其道而行，反而更能達成效果。

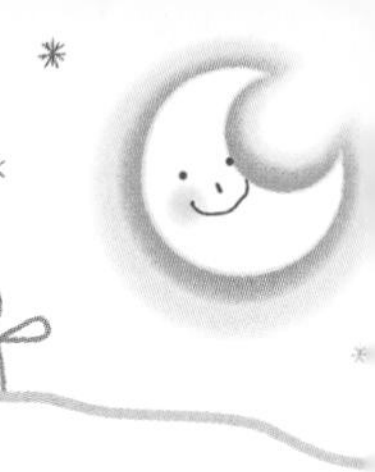

2、擁有自己的時間

現代人的生活，因為都市化及便利性，加上工商型態的轉變，導致就寢時間越來越晚。大部份的人都是因為早起、早點出門的這個動作辦不到，於是有了要晚歸的因素，而且加班時間越來越長，導致回家的時間就越來越晚，那麼晚上真正屬於自己的時間自然就減少。

現在不但是大人忙，小孩也很忙。小孩因為補習而影響了大人必須去接送的時間，於是晚餐時間越來越晚，那麼進而影響了飯後的家事時間，而接下來盯著小孩的功課也就越晚結束，所以身為家長的你必須要等到小孩上床，才可能有時間去洗個衣服或是洗澡。加上現在網路、電視頻道等

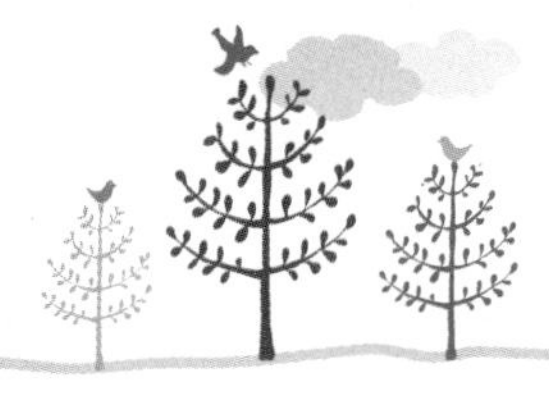

隨時都有太多東西吸引著你的注意，萬一還要聽聽另一半抱怨今日的種種不幸，相信很多人真正上床的就寢時間大概也早就超過十二點了。

假設這一天你是七點鐘到家，那麼到就寢的十二點多，這五個小時的時間，到底有幾個小時是真正屬於你自己的？如此想起來的確有點可怕，所以不要輕忽常常在不知不覺間流逝的光陰。看到這裡，有沒有一種動力讓你開始想好好規劃整理一下，該如何善用下班後的夜晚時光？

今日事今日畢，若你在當晚就完成了手邊該做的事情，這種完成感所帶來的心靈平靜與充實，也是讓自己可以順利一覺好眠的重要方法。

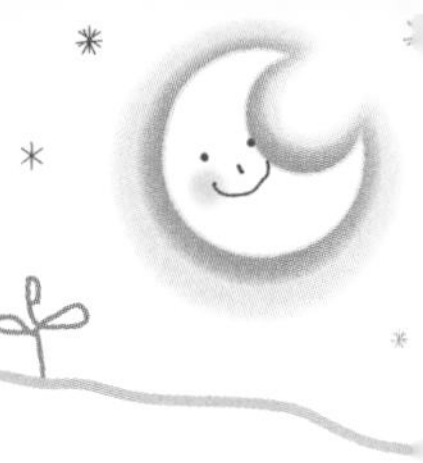

3、別杞人憂天

常常聽到一句話：「快樂也是要過一天，不快樂也要是過一天。」這是人活著時一個很容易遇到的簡單選擇題。當然，沒有人願意整天活在不快樂之中，然而偏偏在這個時代，很多統計都顯示人們不快樂的指數偏高。

晚上的時光是非常值得人們珍惜的。雖然早晨也是相當重要的時刻，但是人們卻不常利用和把握，加上現代社會都市化程度高，普遍的家庭活動和社交活動都是在晚上進行，一旦你錯過早晨與家人互動的時光，又不好好善待自己晚上的休閒時光，那麼久而久之當然會落得孤單的下場。

很多人晚上喜歡花時間自怨自艾，一邊吃著泡麵，一邊批評著新聞；或者時常和另一半吵架，一邊看著小孩的功課不斷叨念，一邊又擔心家事做不完、擔心沒有足夠的存款去買想要的東西；或是自己的小孩及另一半不如他人，外頭的人又是如何欺負自己……。如果在夜晚，你的腦海裡不斷充斥著這些杞人憂天或者通通都是別人不是的想法，那麼你肯定是不快樂的人。

學著用正面的想法看待事情，有「佐賀的超級阿嬤」的精神，即使你的物質生活不富足，但是你精神富足的一面肯定會令人羨慕。當然，這端看你想要用那一種方法過生活。所以，試著在夜晚的時光，讓自己的心被正向的能量給填滿。當你滿腦子充滿著：「要是發生那樣的事我該怎麼辦？」、「明天會不會被老闆罵！」的杞人憂天情境，自然就會漸漸與消

極的事物越來越接近，這樣的你，是無法有平靜的心去面對重要的夜晚睡眠時光喔！

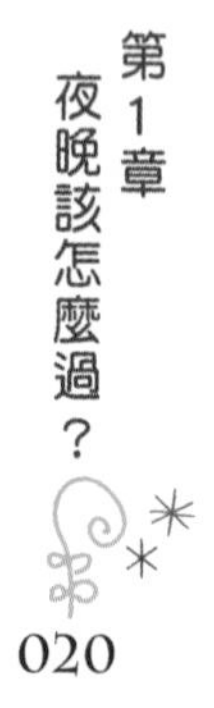

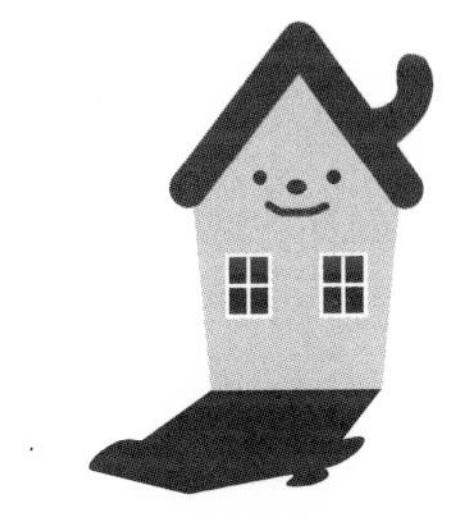

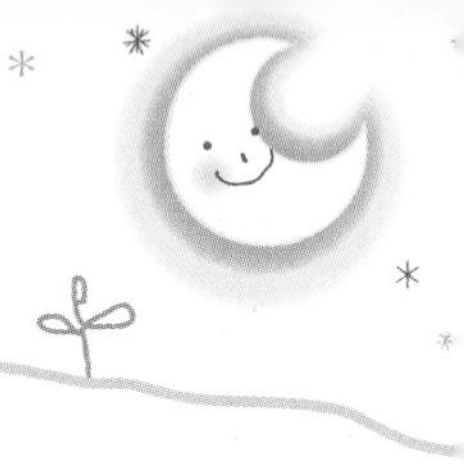

4、思考整合並加以協調

利用夜晚的時間，將你需要思考的事情一一整合並找出適當的方法來處理，相信，給自己這樣一段沉澱、思考的時間，是每個成年人都應該要積極擁有的。

法國著名的哲學家不也說過「我思故我在（I think so I am）」這樣的至理名言？所以「獨立思考」就是個人本身獨自去做推理及解決問題的歷程。而所謂協調，就是將需解決的問題加以組織，並以條理化、分析化的方法找出解決途徑，所以解題的「方法（過程）」和「答案（產品）」是同樣重要的。

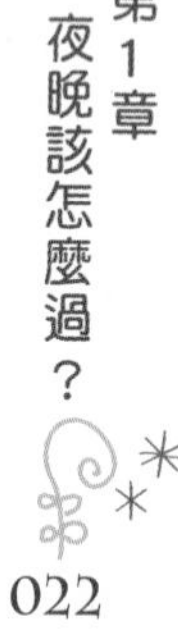

問題解決的過程包含五個步驟：瞭解與思考，探究與計畫，選擇策略，尋找答案，以及省思與擴展問題。以上一段話看似嚴肅，但你要知道，人生隨時面臨著各式各樣的困境與危機，這些你都必須要認真看待與面對。誠實的面對自己並尋求解決問題之道，是所有成功的人士都會面臨的。此時，夜晚的時間恰好就是實行這些自我修練、條理思緒，並塑造成功理念的最佳時刻。

在每天的夜間獨處時光，找個十至二十分鐘的時間，把房間內的電視、電腦等東西關掉，留下輕音樂或是柔和的燈光，再加上一杯淡淡的茶、飲品或者是白開水，讓自己處在最舒服的狀態。不想去今天所有的倒楣事，也不以明天會有多少壓力來當思考的前題，重點是在此刻整合你將要面對的問題，並加以條理化後再找出解決之道，這需要在身心狀態平衡

及舒適的狀態下進行，才會有正面、積極的效果。

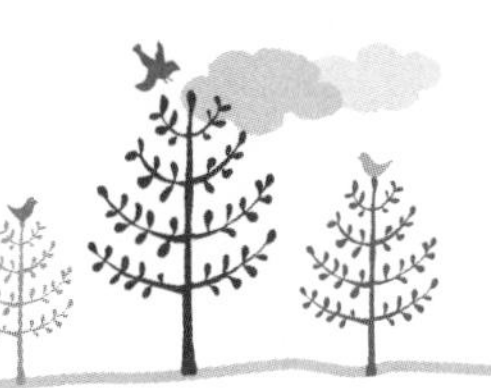

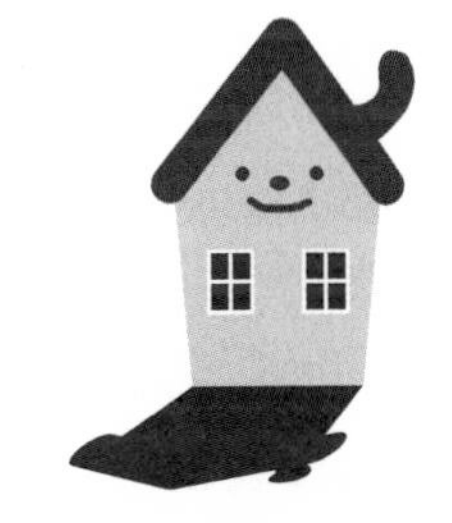

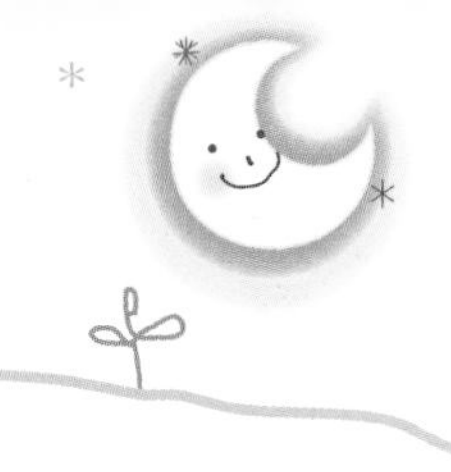

5、與自己對話

有些人會覺得跟自己對話似乎是有雙重人格或是精神分劣的傾向，又或是覺得這是一種習慣性的碎碎念，容易引起別人的反感，於是忽略了這種可以自我療癒的簡單方法。把和自己對話與自言自語或是喃喃自語劃上等號，是偏頗的想法。其實，在睡前與自己對話是一種你與自身做心靈溝通的好方式，也是一種靈性覺醒的進化。

如果你在睡前能夠養成與自己對話的習慣，代表你正在經歷一種全新的自我檢視過程，它有助於你思慮的平穩清晰，而在練習與自己對話的過程中，你可以釋放自己過去舊的、不好的能量。一旦這樣的自我溝通越來

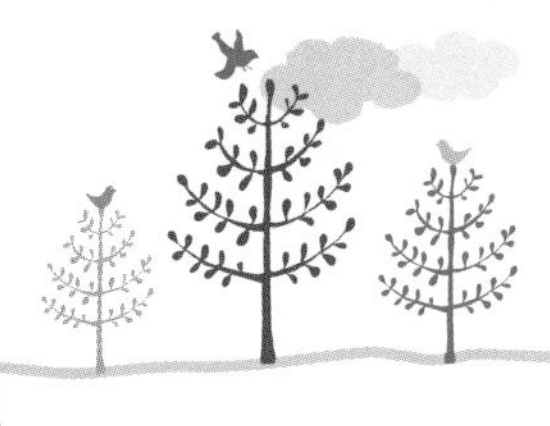

越流利，前後相當連貫並具有一致性，代表著有更多更新的能量將流向你，而這時你可能會發現有許多好事即將要發生。

管他是順利還是不順利的事，在睡前與自己對話並反省近期的自己，都是一種良好的自我檢視方法。而你也可以藉由自我對話來讓心情沉澱，並自然而然的進入平穩的睡眠狀態，這對於新的一天的到來，也是相當有幫助的。

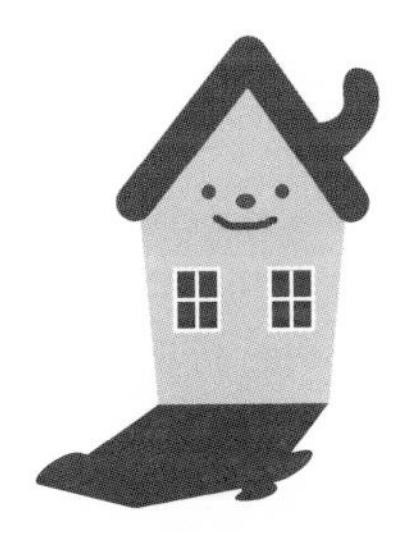

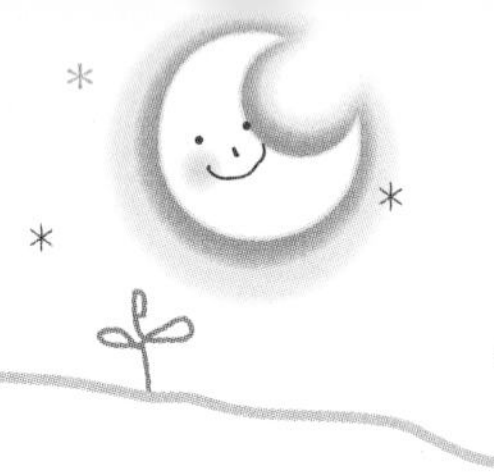

六、做好明天的準備以化解擔憂和不安

「為明天做好準備」是人人都知道的事情，這不光是在晚上就準備好明天需要用到的文件，或是再檢查一遍功課、再多念十分鐘書……。「成功是留給平時就做好準備的人」，所以你如果時常為了明天會出現的特定事件，才臨時抱佛腳來做準備，心裡多少還是會存在著不安和擔憂。

每天夜晚就是該做好所有分內的事，這並不是只為了某天的某樣特定事件，而是要養成習慣，因為它們本來就該由你來做。例如學生每天晚上都必須溫習功課、寫作業，而不是到明天要段考或是抽查作業時才連夜趕工；主婦每天晚上都應該要分配時間來做點家事，例如整理房間、洗衣、熨衣……，而不是忽然想到明天該穿那件衣服或是該幫家人準備什麼，今晚才在堆積如山的衣櫃中尋找那個你要的東西；明天有英文報告或是要接待外國客戶，所以你今晚特別緊張，想多花兩個小時念英文，但是如果你老早就知道工作時會有遇到這種事情的一天，平時就該打好英文基礎，而不是前一晚才擔心害怕。

成功是留給平時有所做準備的人，至於每個人平時該準備或做些什麼，相信只有你自己最清楚。如果能妥善規畫夜晚的個人時間，發揮它的最大效益，成功一定離你不遠。同樣的，帶著準備好的自信與充實的心情入睡，一夜的好眠所帶來的隔日容光煥發，又是一樣成功的重要因素，你說是吧！

7、睡前的禱告與祈禱

有宗教信仰的人，通常會在睡前做禱告，讓整日的心情能立刻獲得平靜，並得以抒發情緒。禱告其實是人與（你所信仰的）神明交流的一種方式，但它也不失為一種享受安穩睡眠的方法。

睡前的禱告通常可以幫助人們反省一天的行為，不需要用華麗的詞藻來傾訴，只要用平實的語氣向神明說自己內心的話即可。所以禱告基本上是沒有什麼特定的語詞或是步驟的，最重要的是用真心來向神明訴說你想告訴祂的事情。

然而，禱告也不是有宗教信仰的人才能做的事情，很多人也會在晚上夜深人靜的時刻，看著自己的幸運物，或是對一件有意義的物品、想念的人的照片，低訴自己的心願。有的時候，甚至只是看著窗外的天空，對著星星、月亮等默念自己的願望……。以上這些雖然都不算是宗教儀式，但是與睡前禱告的功用一樣，都有安定心靈的異曲同工之妙。

所以假設你在夜晚的個人時間裡做完了份內的事情，不妨試著在睡前找出一種方式來替自己的心留個抒發情緒和許願的管道，相信這樣做應該可以讓你之後的睡眠更加香甜。

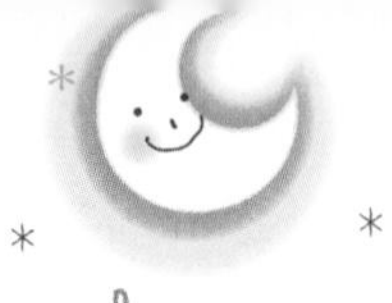

8、睡前在腦海裡描繪自己的夢想

一首歌可以有畫面，一段故事當然也有畫面，而你能夠把自己的夢想變成一幅圖畫，並親手去替夢想勾勒輪廓，填上色彩？當然，這張夢想之圖不是一朝半夕就可以完成的，是必須靠你的人生歷練，逐步、逐步去編織的。

到底哪些是你的夢想，而這些夢想，可不是像中樂透，或是明天撿到一百元這樣不勞而獲的夢想，而是一個你真實人生想要追逐並完成的夢想，你會因為這個夢想而成長，並且感到人生因此圓滿了起來。

上班、上課時無法專心作夢，坐車時深怕坐過頭或是忙著欣賞沿路美

景所以也得專心，但身旁這些形形色色的人事物，都是能啟發你美好夢想的一員，於是可以真正專心作夢的時間就是在睡前了。

當你準備好一切，把自己的身心都調整到最舒適的狀態，這時在距離睡著前的時刻，替自己的夢想畫上幾筆，它也許是你今天已達成的，也許是你明天預計要做的，此時夢想的輪廓會慢慢清晰，而你若能夠在這樣的情況下入眠，絕對是一件很滿足及幸福的事情。

同樣的，當你正在用一個方法，有形的、無形的慢慢朝著這個夢想接近時，這樣的動力自然會為你帶來吸引力，你所期盼的都會來到你的身邊，一旦真正來臨的時候，你可以大無畏的接受它，因為這就是你逐夢踏實所耕耘而來的，是你應得的東西。這樣簡單的「吸引力法則」其實不是遙不可及，只要你願意靜下心來敢作夢，然後一步一步的去實踐。

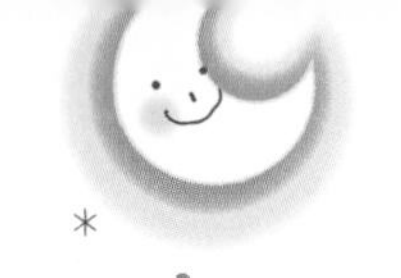

9、帶著笑意入眠

帶著笑意入眠是一件相當幸福的事，在這樣愉悅又充滿著幸福感的情況下睡著，就連作夢都會是美夢了。就寢時最重要的是能帶著愉快的心情入眠，它代表著你是一位身心健康的人，身體沒病沒痛。當然，現代人有的各類精神類疾病也不會困擾著你。

想想在單戀時候，當你喜歡的對象忽然對你示好或表白的那一剎那，是不是快樂得像小鳥在飛一樣？從那時開始，你的嘴角一定會不自覺地揚起微笑；想想那些另一半今天對你說的那些貼心話，這個比任何藥物或是有價值的禮物都來得令人開心；想想今天父母的身體依然健康如昔，聲音洪亮的對你嘮叨，這時你的嘴角應該要揚起微笑，因為這些嘮叨代表他們是這麼健康，而父母的健康也會帶給子女快樂。

人時常要在心裡住著那些令人感到滿足、快樂的想法，並用正面的心態去看待每一件事情，那麼你的心情將會永遠保持樂觀、開朗與豁達，根本不需要在心頭壓著幾千斤重的壓力來拖累自己的健康，並且還犧牲了原有的快樂。

如果你擔心自己忘記曾經有的那些快樂，可以透過某些方法來讓自己時時保持笑意，例如在床頭附近擺些對你而言最有紀念性的小東西，或是最喜歡閱讀的書籍或小卡片，睡前摸一摸、看一看，讓微笑不自覺的揚起，進而帶給你一夜好眠。如此，直到第二天神清氣爽的在晨光中甦醒，昨晚臨睡前讓你帶著笑意入眠的點點滴滴，說不定就這樣在你新的一天當中持續出現在你今天的生活中喔！

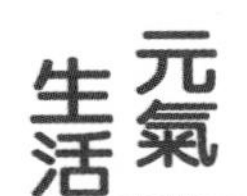
元氣生活

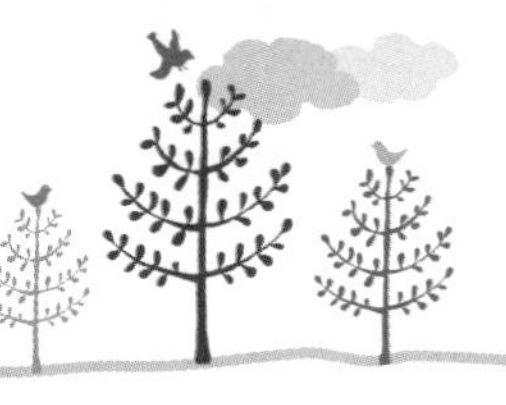

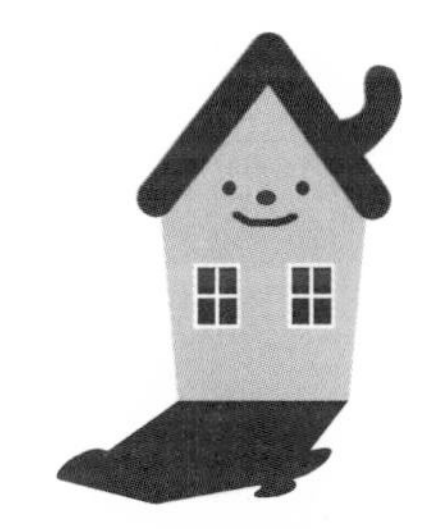

10、進入沈睡的夢鄉

每個人應該有過這樣的經驗：不是在最佳狀態下睡著，也許是熬夜，也許是心事重重的情況下入睡，那麼即使第二天睡到中午才起床，依然會覺得很累、很疲倦。然而，如果睡眠的情緒或心態是在調整過後才入眠，那麼即使只睡了兩三個小時，你仍會覺得睡了很久很久，有一種睡飽的感覺。

有沒有睡飽其實跟有沒有熟睡有關係。人處於真正熟睡的良好睡眠狀態下，隔天便會充滿元氣，精神十足。而什麼方法可以幫助你安穩進入夢鄉？

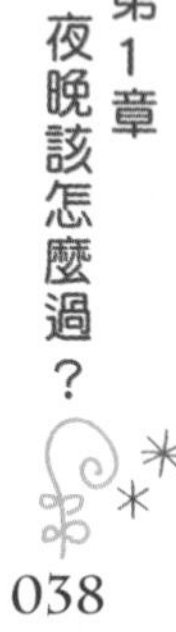

在台灣，以冬季而言，舒緩身心的最佳助眠活動莫過於泡溫泉了。在水質良好的溫泉泡個二十分鐘，就可以有很好的效果。而泡溫泉不但有助於身體健康，也能讓你不畏低溫，最大的好處就是在當天的晚上，你便可以輕易達到熟睡的狀況。所以假設你很難熟睡或不容易睡著，不妨可以找個機會去泡泡溫泉，從體驗身心放鬆的情況下著手，再來慢慢進入熟睡狀態。

當然，很多人會選擇用外物的力量幫助自己入眠──安眠藥或鎮定劑的使用。只不過依靠藥物來入眠，睡著時可能無法達到真正的心靈愉悅，醒來時也同樣不是真正讓身心得到足夠休息而自然產生出滿足的狀態。最好的入眠方法還是要靠自己的意志力與樂觀理性的心態來幫忙，唯有常保持這樣的態度，讓自己不論在什麼情境下都能進入沉睡的夢鄉，才是一切健康與快樂的根源。

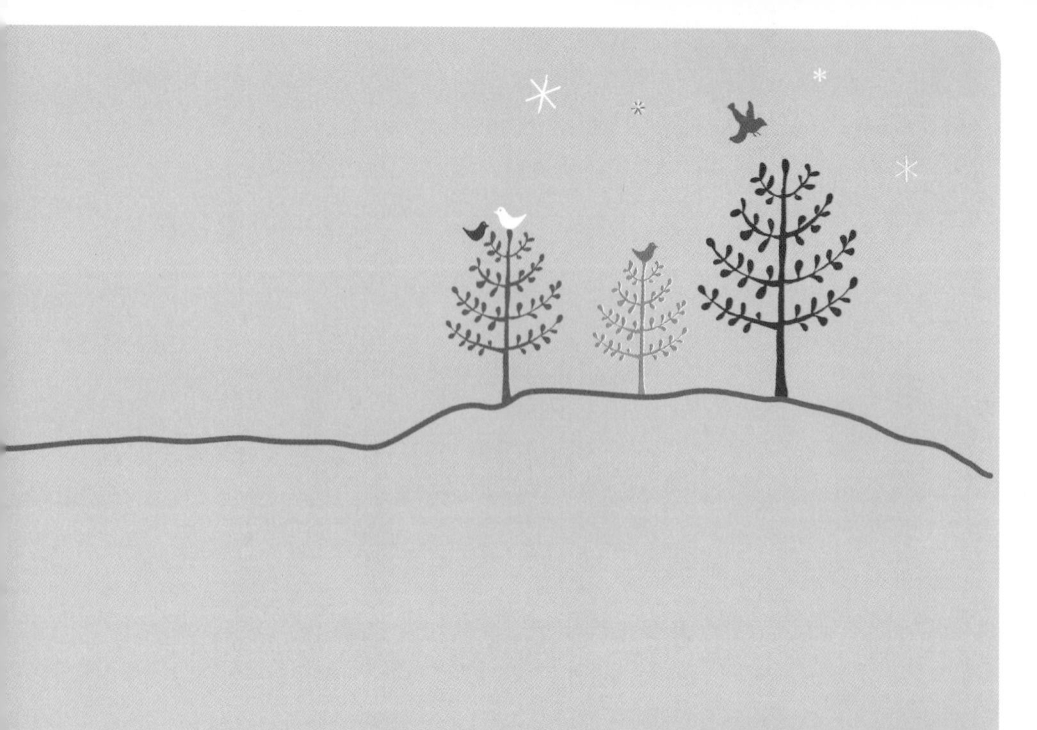

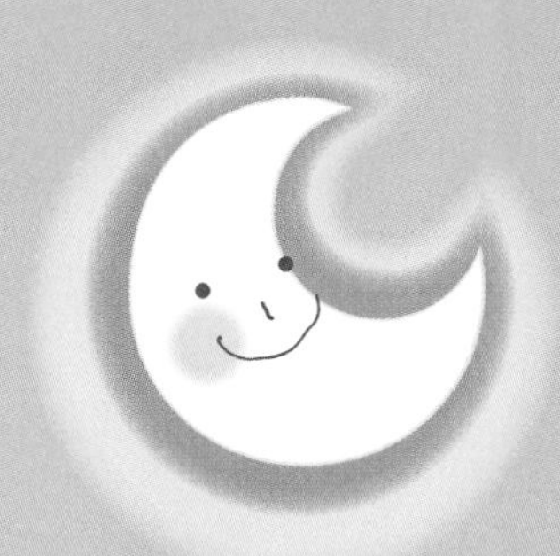

第2章

儘早回到自己的住處

11、成功人士大多愛家

千萬不要以工作忙碌為藉口，而讓自己有無止境加班的情況，或者是每天都必須花錢喝酒應酬，如此不但傷財、傷身，也失去了很多與家人相處的珍貴時光。

報章雜誌上有許多例子：每天忙碌的父母，以為賺錢給家人就是給他們最好的愛，但是家人要的其實是最真實的感情交流。如果你忙到連小孩今年念幾年級都不清楚，或者是「下班後小孩早已就寢，起床後小孩早已去上學去」的這種地步，那麼你得該好好審視這樣的親子互動關係是否優良——你有沒有因為工作而忽略家人太多。

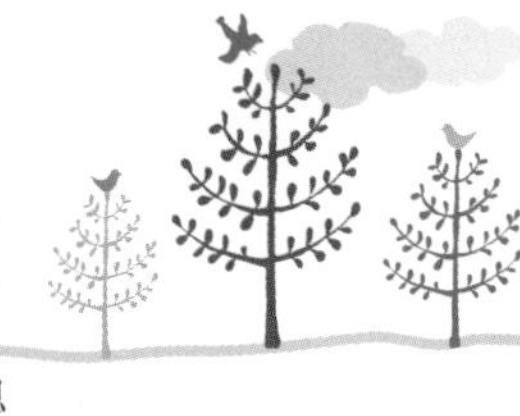

成功其實並不是要你犧牲家庭生活而換得，就算是因為這樣而獲得了成功，那麼少了陪你一起分享勝利果實的家人，怎麼說都備感辛酸。常聽到很多人後悔說，「為了事業而忽略家人，導致妻離子散。」這樣的故事在社會上各角落到處發生，連續劇也都時常上演著，所以千萬不要讓它變成發生在你現實生活中的故事，畢竟人生不能重來。

你會發現，真正成功的人，連家庭生活都能夠掌握得很好。這樣的人，工作有穩定性，事業能一直保持高水準甚至更上層樓，其主要原因就是有家人做為最堅強的後盾。反之，很多看似成功的人，人生總是大起大落，這樣的成功方法或許也不是你想要的。記得！無論如何要多愛家人一些，然後再忙也要記得多留時間給家人，畢竟溫馨的家庭生活才是最踏實的。

12、房間要乾淨得看得見地板

「寸步難行」這句成語絕不能用在你的家或臥房中。常常聽到有人誇張的說，自己的臥室只剩一個大字型的空間在床上，其他地方都堆滿了衣物跟雜物，這聽起來雖然很有趣，但你絕不能容許它變成事實。一個人再怎麼優秀，房間凌亂，就代表個性散漫、隨便，不拘小節雖然聽起來是優點，但不代表你是個生活有規律的人，所以對自己生活環境週遭的清理與保持整潔，還是在乎一點比較好。

想想看，如果你不愛整理房間，東西越堆越多，讓人看了就頭痛，那麼你更不會想去整理，最後只好視而不見。因此下班後你更不想回家，只

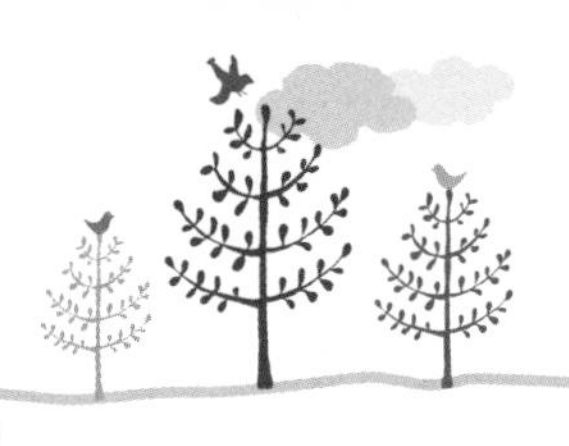

好到外面去跟朋友喝喝小酒或是留在公司加班上網，這樣的日子一久，就不是一個正常的生活態度，當然你也無法好好利用你的夜晚個人時光。

平時不愛整理家裡環境，家人一回家看到凌亂的樣子，脾氣當然會跟著暴燥起來，所以夫妻口角、辱罵小孩和小孩頂嘴等事件發生的頻率就會提高，這些都是一種和生活習慣相關的自然反射。

要想有個和樂的家庭氣氛，或是與家人維持良好的家庭互動關係，家中的整潔也是件相當重要的工作，千萬不要讓雜物到處堆放，致使環境髒亂，而提高無端製造家庭紛爭的意外，相信誰都不願意被你自己弄出來的雜物絆倒，你說是吧！

試著觀察看看自己周遭的親友，代表著有成功事業或是幸福家庭的那幾位，是不是都有個共通性——就是注重自己居家的生活品質。而你也可以從這樣的地方發現，內外如一的人，才是真正生活充實、快樂的人，這些從小地方也是可以看出端倪的。

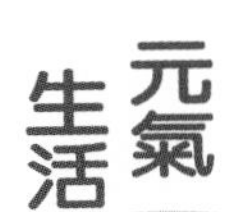
元氣
生活

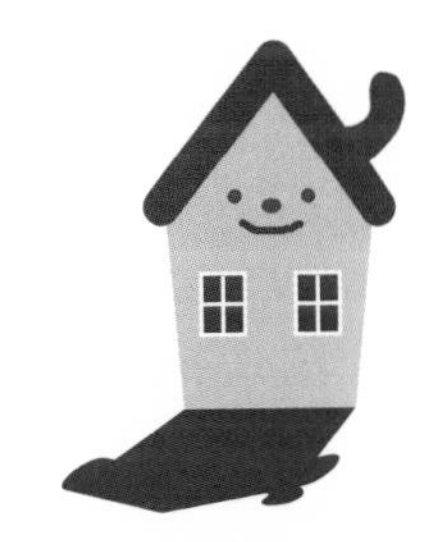

13、準備輔助桌

有沒有發現，近來常在電視或電影上看到富家小姐們坐在床上吃早餐，又或是時尚新貴坐在床上使用筆記型電腦的畫面……這些畫面會不會讓你也想要有張時髦的桌子，舒適的坐臥在床上做些看起來像是貴族般的事情？你不妨可為自己挑張活動或折疊式的輔助桌，來增添生活上的情趣。

當然，以風水的觀點來看，工作桌或是電腦桌最好不要跟床擺在一起，因為這樣會影響睡眠狀況及桃花（異性緣）。然而現代的傢俱設計都比較摩登，在床的設計上，也越來越看不見傳統的床頭櫃式設計。而當床

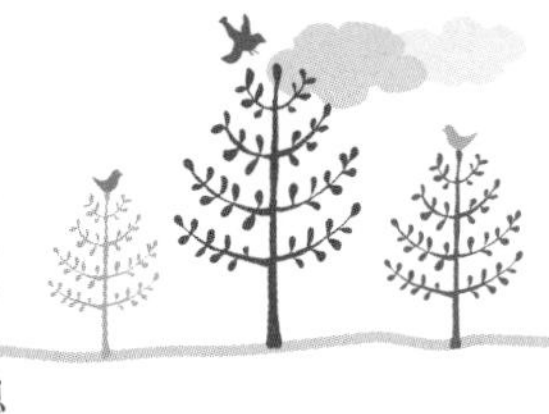

的設計變得美觀，床邊可擺放東西的機會就相對減少了，因此在臥室裡準備一張輔助桌就變成一種可以考慮的傢俱。

這時，你總會在睡前想喝一杯水；你總會需要一個鬧鐘；你總會三不五時的想在睡前聽個音樂；你總會想在睡前看一本書或雜誌……。這些東西你不能全部都擺在床上或塞在枕頭下，讓整張床變得凌亂。但如果要你老老實實的把這些東西放在離床幾步之遙的桌子上或櫃子上，相信很多人一定會「懶惰上身」，於是不想起身。

以上說的情況貼切嗎？那麼你就不得不承認需要有張輔助桌了。記得挑選輔助桌的原則是「要可以彈性使用的」，例如折疊方便，或是可以改變轉角位置，也許是有滑輪方便移動。因為你不會在上面擺很重的東西，

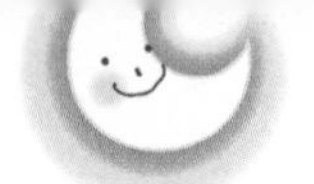

又或者房內空間不大……，所以盡量挑選可以讓輔助桌運用得更靈活一些的款式，來讓你的臥房活動空間多點彈性。

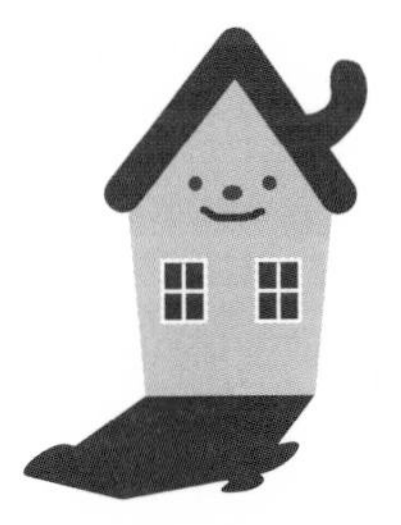

14、打造舒適放鬆的空間環境

許多人的夢想就是能夠住在通風良好、採光充足、視野優美和舒適溫暖的屋子裡。不過因為經濟因素或地段等現實條件影響，多數人都無法住在自己心儀的屋子裡。因此如何在室內設計上下功夫，來打造放鬆舒適的環境，並改善生活品質，就變得很有關係。

你的一生中，總是會有幾樣東西是無法捨棄的，例如某次旅行中發現的特別紀念品；總是無法割捨的日記本；寒冷冬天會讓你感覺到溫暖的毛襪……，它們每一樣都經過歲月的洗鍊，你都相當熟悉。即便沒有精品般的誘人，但只要放在身邊，就會讓人感到放鬆。假如你的臥室有這些接近

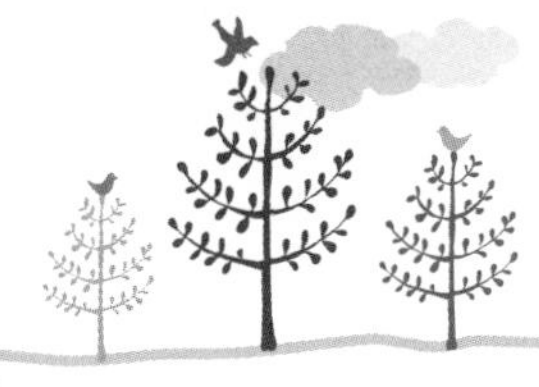

生活的自然素材，就很容易著手來佈置令你感到舒適、放鬆的空間。

當然，每個人對舒適、放鬆空間的風格與定義都不同，不管是走簡約風、奢華風，或是可愛、搖滾風等，都要記得一個重點——房間的整潔及收納是相當重要的。唯有把東西巧妙收納起來，保持房間整齊，才是舒適的第一要素。畢竟舒適的空間是打造良好睡眠環境的不二法門，也是人們對「家」有重要的依賴感與歸屬感的原因之一。有了舒服的環境，才能天天都是好生活。

15、燈光營造環境

「華燈初上」，霓虹燈將夜晚妝點得更加美麗。夜是光的發揮時刻，許多國家的大城市更將自家的夜景納入都市的觀光計劃當中，自夕陽下山開始，天空從橙黃色轉為紫黑色的氣氛下，多少男男女女均沉醉在這浪漫的光線饗宴裡，久久駐足不去。

而當你在回家的路上，欣賞過夕陽的美景之後，回到家時可曾想過，家中習以為常的燈光，在生活的作息裡其實有著不小的影響力，例如你房間的燈光是黃色還是白色的居多？有沒有發現，房裡的小夜燈都是以黃色的燈光為多，這是因為黃色的燈光所營造出來的是柔和的光線，它是比較

適合夜間活動的光線。而照明用的白色燈光較具穿透性，是適合一般性日常活動用的燈光，時常使用在廁所和廚房的空間裡頭。

燈光該如何選用以營造良好的生活空間，在室內設計的空間美學上已受到一定程度的重視。而且，現在燈飾的設計也很進步，選用一盞有六到八個燈泡的燈具，並隨著作息需要去更動白色與黃色燈光的數目，讓房間的光線永遠都處在你最需要的氣氛下，已經是現代人在購屋和著手進行室內裝潢時不可忽略的一項。

16、將喜愛的色彩佈置在房間裡

即使每個人都有自己喜歡的色系，但室內設計的顏色通常仍以暖色系為多，因為色系會帶來視覺和感受上的影響。當然，室內設計並不是一定要整個都採用同一色系，也許主牆面是玫瑰白的暖色，但是窗簾就可以挑米色、淡黃或是淡藍等你喜歡的色彩；衣櫥或是五斗櫃也可以挑選和窗簾等其他傢俱可相搭配的顏色，讓屋子到處都可以看到你喜歡的色彩。

室內設計的色彩選用，最好是以明亮色系為主，這樣一進房間才會有好心情，如此長期待在裡頭活動或是睡覺，情緒才不會潛移默化地受了影響而不自知。尤其長期在學業或是工作上有壓力的人，房間色系的挑選就

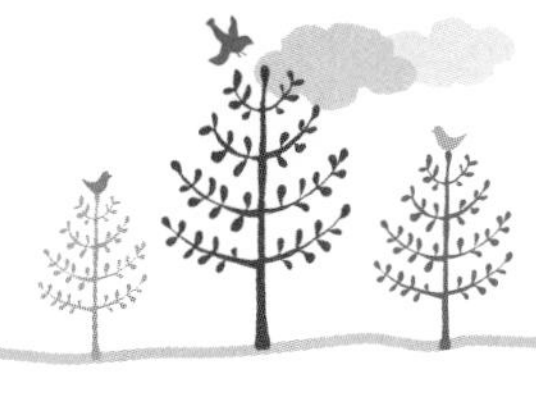

格外重要，因為它會直接影響你晚上回家後的情緒變化，這可能是你淡淡而不自知的。

或許有些人不喜歡屋子內東一個顏色、西一個顏色，於是有了簡約風格的室內設計。它可能就是整體都以白色或是大地色系為主，這時候你就可以在擺飾上下點功夫，例如變換色彩，像是擺個色彩鮮豔的小鬧鐘、彩色衣架，或是一個設計優雅的鏡子等。東西雖小，但你的房間會因為這些彩色的小東西而賦予了新的氣象，讓你更喜愛自己的舒適小窩。

17、換套衣服來改變「氣場」

所謂氣場就是氣體可以運轉流通的場所。只要是會呼吸的生物，其本身就是一個有機氣場。若是無機物的話，只要其內部有氣體可以流動，也會有氣場！舉凡有氣體流動之處，它本身便會帶有一定的正、負極的磁變化，也會產生一定的力量（推力、拉力），而這種力量便是能量。

當一個人在室內活動，人身體產生出的能量及氣場，就會直接與室內的氣場相互作用。所以，如何不讓室內的氣場變成阻礙你的運氣或是身體機能正常運作的空間，就是你需要注意的課題。

一般來說，房間除了要常保整潔，物品要有系統的擺放與歸類，以及

記得打開窗戶讓室內的空氣流通之外，身上的衣著也是一個重點。很多人會有一個不好的習慣，就是一回家便往床上躺，也不先換掉身上的衣服。

無論你在外面是保持得多麼乾淨，身上畢竟還是沾染了很多戶外的混雜氣息，所以回到家記得一定要換上家居服，一來是衛生整潔的觀念，二來才不會讓外頭複雜的氣息影響你房間內的氣場。當然最重要的，在家就是要放鬆，換上家居服，當然是最舒服的。

18、八點以後絕不吃米飯、麵包

剛出爐的麵包香氣逼人，很難抵檔它的魅力，尤其下班之後經過麵包店，一聞到麵包香，便會走進去買幾個回家當點心。這聽起來是個很不錯的生活品味，但麵包是澱粉來源最多，也最容易變胖的食物。就一個西點麵包（例如最常見的波蘿麵包）的熱量而言，至少也有三百到四百大卡左右，而如果吃太多包甜餡或是鹹餡的麵包，對你的體重來說絕對會有很大的影響。

米飯是我們日常生活的主食，但它的熱量卻比想像中來得高。一碗（一般飯碗）白米飯的熱量大約是兩百到三百大卡，即使是便利商店的小

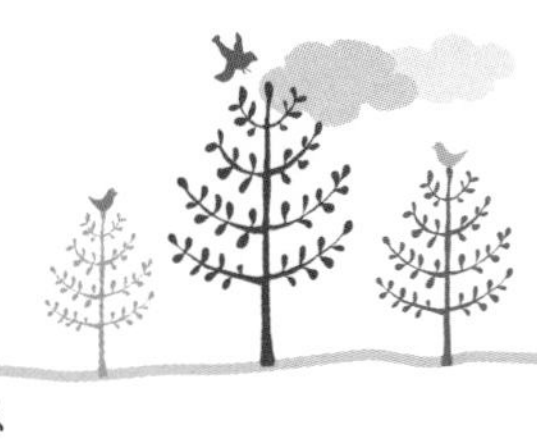

飯糰也都有半碗飯的份量。一般人的錯誤觀念以為一定要吃多一點飯才會飽，但其實澱粉不耐餓，可能剛開始吃會覺得飽，但過不久就會又開始覺得餓了。

很多人會發胖的原因，在於飲食的不均衡。澱粉通常會轉化成熱量被身體吸收，讓自己的體脂肪增高。而吃過多澱粉類的食物，不但沒辦法擋餓，也容易讓你變胖。

所以不論是想減肥或是要維持住體重，基於健康的原則，都不宜在晚上八點過後再攝取澱粉類的食物，因為這樣就等於是誤餐。一旦誤餐的話，千萬不要以你剛才沒吃到正餐為藉口，所以在不應該吃很多東西的時間吃進原來要吃的食物的量。例如你應該要晚上七點就用晚餐，但是卻拖到八、九點才開始吃，這時就要考量到時間，以及待會要就寢的問題，而在用餐的時候就要主動減量，不然就是多吃一些輕食類的食物來代替你原來想吃的東西。

畢竟，不論你再怎麼餓或是當天吃的東西再少，只要過了晚餐時間以後再吃東西，都算是宵夜。意思就是：宵夜會在你的身體裡屯積熱量，長期下來就會造成肥胖。所以當你晚上想吃東西時，盡量選擇清淡的蔬果或是牛奶來止飢就好，因為即使吃得東西熱量再低，對身材還是有影響。

另外，夜間是身體的休息時間，腸胃蠕動會減緩。若在睡前吃東西，食物長時間停滯在胃中，會促進胃液的大量分泌，使胃黏膜造成刺激。久而久之，易導致胃黏膜潰瘍、抵抗力減弱，這些都是造成胃功能下降，使

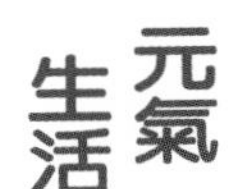

身體不健康的主因，所以你不可不慎。

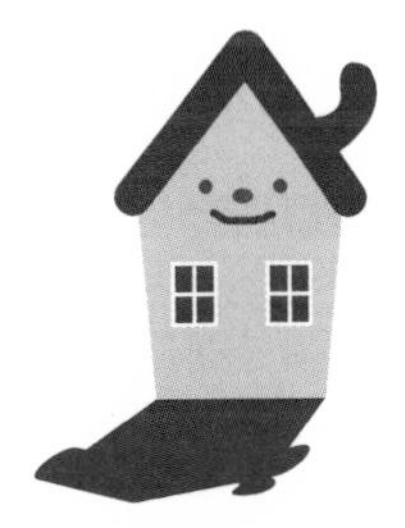

19、培養品酒的雅興

一天下來，如果你的工作讓你身心俱疲，這時可以來杯含酒精的飲料，但是要記得，如果你想放鬆就不要去太過擁擠的酒吧。坊間推廣睡前喝杯紅酒的觀念已行之有年，加上一般紅酒的售價並不高，適度培養自己品酒的雅興，對中老年人來說也是很不錯的一種保健方法。

紅酒中含有大量的酚類物質，如單寧、紅色素、黃色素等。這些都是可以抗氧化、防止心血管疾病與降低膽固醇的大功臣。另一方面，大部份的人食物攝取的性質偏酸性，使得身體容易產生病變，而紅酒因其含有大量的鹼性元素，所以能中和人體內的酸性元素，讓身體更健康。

在睡前來杯紅酒既保養身體又能增添生活的情調，加上它能讓你有好一點的睡眠品質，可以說是好處多多。不過前提是你要懂得如何品酒，把酒當成情趣、當成好朋友，而不是以豪飲來表現自以為是的品味，這點相當重要。

當然，最基本的就是藉由慢慢培養品酒的興趣，來讓你的酒量慢慢進步，進而才能開始真正懂得什麼是品酒的樂趣。但如果你是個毫無酒量，一喝就醉的人，這方法就還需要再考慮了。

20、晚餐「之前」先刷牙

刷牙不但可以保持口腔健康，同時也有抑制食慾的效果。如果你覺得有點餓的時候，可以刷刷牙，如此嘴裡的薄荷味道會暫時抑制住想吃東西的慾望，而且你也不會希望這時候吃的每樣東西都有殘留著薄荷味道吧！

所以說為什麼要在晚餐之前就刷牙的原因便在於此。相信很多人都知道，有些人的減肥方式是選擇在傍晚之後就不再進食，但這對大部份人來說是件辦不到的事情：「我不可能不吃晚餐，而且也不是所有的人都需要減肥！」如果你只是想維持身材或是健康、適度的飲食，那麼就可以在晚餐前先刷個牙，利用減低食慾的這個效果來讓自己在晚餐時不要吃太多或是攝取過多熱量。

另一方面，對牙齒健康很注重的人，每天不光是只有起床及睡前會刷牙，事實上在飯前漱口、刷牙，飯後再刷牙清潔口腔的也大有人在。總而言之，這算是個簡單易做的維持健康的方法，也不會影響你的睡眠品質，就不妨將它納入你的晚間好習慣之一。

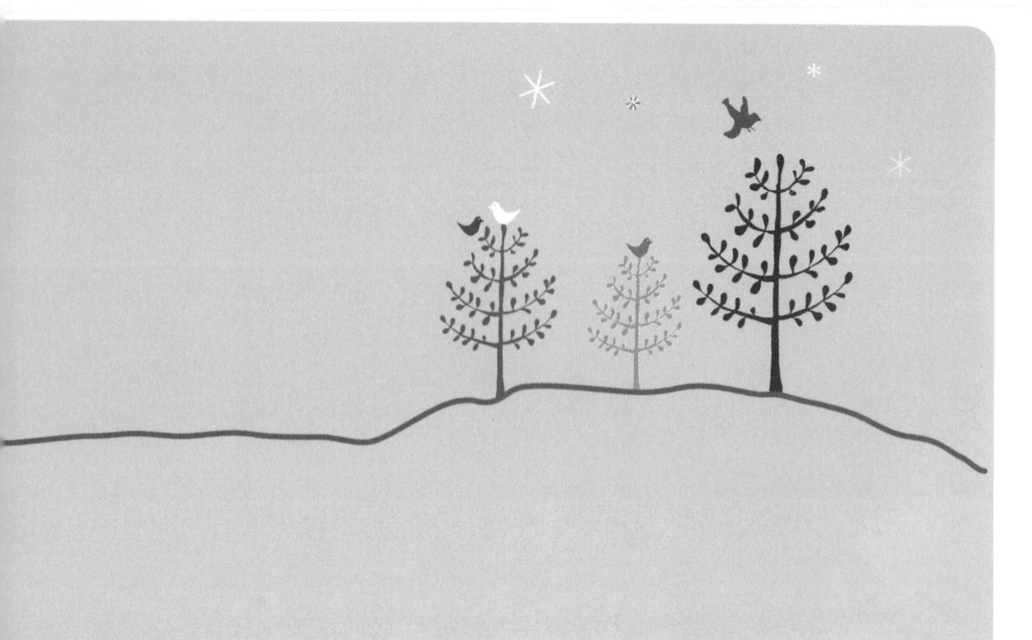

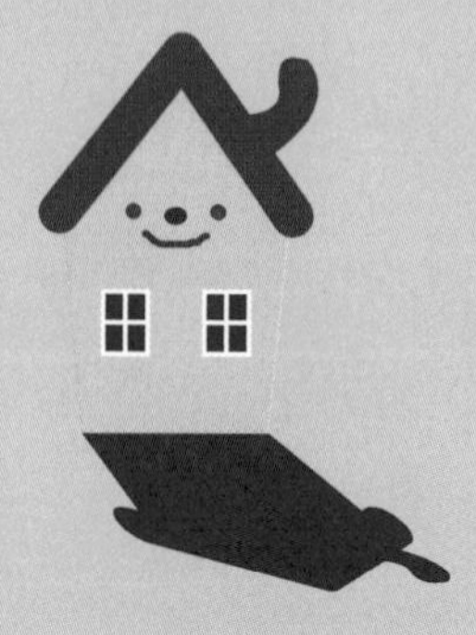

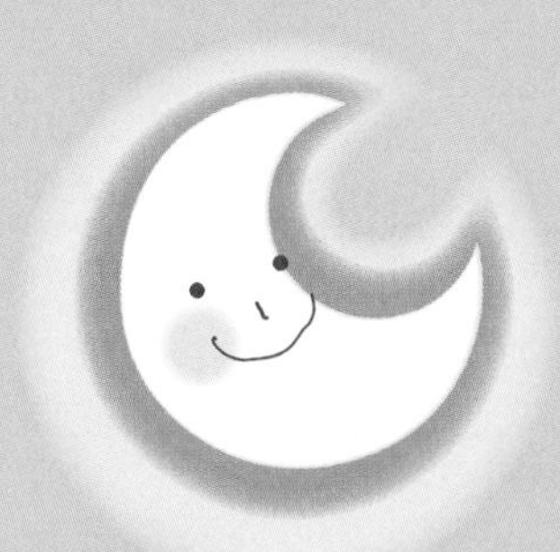

第3章

放輕鬆

21、在浴缸裡作下半身的溫水浸泡

精神緊張、壓力增加是現代人生活的通病，不過只要每天花個十分鐘，用家中垂手可得的物品放鬆自己，就能擺脫緊張情緒。

最適合在晚上做的一種紓壓活動就是泡澡了。雖然說節省水資源是目前全球倡導的活動，而泡澡的確是比較浪費水的一種沐浴方式，但這裡的做法不需要你天天泡澡，而是在周末或是特定的日子裡，一個月泡上一兩次，相信這個紓壓方式會是你每個月當中，認為最享受的一件事。

你可以在浴缸裡放好溫熱的水（以不超過攝氏四十度為準），滴上幾滴你喜歡的精油，或是在浴缸旁點上香氛蠟燭，如果可以的話，可以將浴室的燈光調暗，甚至是關上燈，在特別營造的氣氛下，給自己一個很放鬆的情境。

記得泡澡時水位要在胸部以下，避免壓迫到心臟的位置，時間最好不要超過二十分鐘，這一來是萬一水溫變涼才不會容易感冒，二來是要注意流失過多的水分。所以一般建議是，泡澡時最好在旁邊擺一杯水，不時的補充水分。起身之後儘快把身體的水珠及汗珠都擦乾，再擦上身體乳液，這時候，相信你的身心大概都已經得到了最滿意的紓壓狀態（有的時候是要這樣好好對待自己的身體）。

然而，要享受泡澡所帶來的紓壓暢快之感以前，千萬要記得不要一吃飽就下去泡澡。記住這個要點之後，相信經過洗滌的身心便能為一天劃下完美的休止符，同時替明日的活力做好萬全準備！

22、藉由冥想釋放壓力

光是看到「冥想」這個名詞，可能覺得非常抽象，同時會主觀的認為似乎是一般人不可達到的境界。

冥想原本是宗教活動中的一種修心行為，如禪修、瑜珈、氣功等，但現今已廣泛的運用在許多心靈活動的課程中。雖說是冥想，但方法不勝枚舉。有坐禪的冥想，也有站立姿勢的冥想，甚至是舞蹈式的冥想。另外，祈禱也是冥想、讀經或念誦題目也算是冥想的一種。以另一種方法簡單的來說，看部喜歡的電影、聽聽最喜歡的音樂（古典、爵士），或是興奮的計劃自己的未來，都可以算是冥想的方式。

愈來愈多的報導指出：不論是靜坐或冥想，對身心都有很好的舒緩與改善作用，而且這個方法不但相當個人，也不一定需要特殊場地、時間的限制，當然，更沒有服裝的要求，只要一切自然舒適即可。而靜坐或冥想一旦得法，便相當適合忙碌的現代人。所以當你靜坐或冥想休息時，心跳會放慢、血壓會下降，精神緊張的症狀會明顯改善，這便是成功的冥想。

當然，不是只有上班族或學生才會感受到壓力，家庭主婦、退休的中老年人也都需要適時的放鬆來讓自己達到一種平衡的狀態，以應付瞬息萬變的社會。在現代這個大環境下，你我都要能夠為自己找一個紓解壓力的出口，並學著釋放內心的苦悶與煩躁，畢竟在精神病已變成文明病的現在，如何讓自己有健康開朗的心靈，是大家都要學習的一項重要生活課題。

23、釋放肩上的壓力，夢想垂手可得

現代人好像沒有人敢說自己完全沒有壓力。一般人都認為壓力就是精神緊張，壓力其實是人體對任何需求所表現出來的一種反應，所以日常生活中身體所需承受的負荷，都可視為壓力。

人有壓力並非壞事，因為壓力也代表著一種社會地位的象徵。人體的運作本來就能夠承受與排解各種壓力；壓力會使人更具生命力，或者激發不可知的潛能。然而，它之所以會危害人體，在於所承受的過重，或時間持續太久，甚至次數（發生頻率）太頻繁。一旦自身又無法解壓，尤其當壓力集中於某一特定器官或機能時，危害不言而喻了。諸如現在有許多的

精神疾病，躁鬱症、憂鬱症等等，許多都是導因於壓力過大，無法適度舒壓所造成，而其他常見症狀則有頭痛或胃痛。這些小病小痛其實都導因於壓力過大，是身體發給你的警訊。

如同前面所述，適度的壓力反而能激發潛能，讓自己表現更好，甚至轉變成一種積極的動力，讓你更努力進而接近夢想。只不過，要如何排解過多或是過於頻繁出現的壓力，就要學會懂得如何釋放。

以下有幾種簡單釋放壓力的方法，不需要花什麼金錢或是額外安排時間。第一種就是大笑。俗話說：「笑能治百病」，大笑時，體內緊張的激素會下降，免疫力相對增強。而且笑可以悅己悅人，何樂而不為？第二種就是前面也提過很多次的聽音樂。欣賞音樂，可讓血壓和脈搏都很穩定，音樂對於人心靈的療癒是超乎想像的，有時甚至會影響人一輩子。此外，旅行也是一種良好的紓壓方式，相信很多人在工作繁忙之餘，要你選擇一個最快的放鬆方式，旅行通常是多數人的首選。不論遠近，一趟旅行都能夠為你帶來意外的收穫和滿滿的元氣，讓人們可以重回崗位，充飽電量再出發。

當然，平時你心中就要抱持正面想法，多想些好事，減少負面情緒就能減少精神負擔。有空時去散散步，有助於心情平靜，同時放慢呼吸、放鬆肌肉。總之，適度的壓力會讓你更有動力前進，離夢想更近一步，但在努力追求夢想的同時，記得養成一些好習慣，不讓壓力變成你接近夢想的絆腳石。

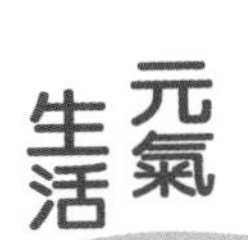
元氣
生活
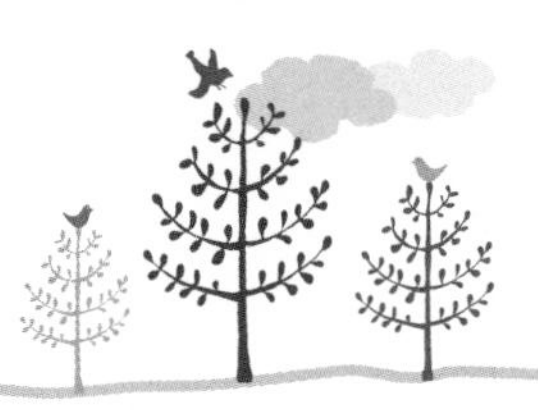

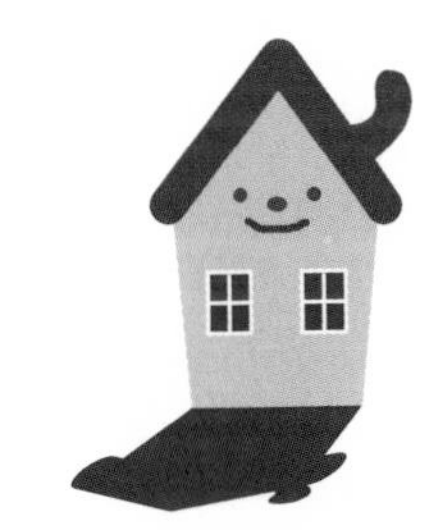

24、睡前洗腳、搓腳

不是只有得過香港腳的人才有搓腳的習慣，事實上睡前幫自己好好洗個腳，甚至做做腳底按摩，對睡眠及身體健康很有幫助。

俗語說：「睡前燙燙腳，勝服安眠藥」、「睡前洗腳，勝服補藥」、「養樹護根，養人護腳」。早在一千四百多年前，隋唐時期的藥王孫思邈，就提出過「寒從腳上起」的見解。

國外醫學家把腳稱作人體的第二心臟，十分推崇腳的保健作用。中醫也認為腳上的六十多個穴位與身體內的五臟六腑有著十分密切的聯繫，所以腳底按摩這項傳統療法，才會這麼深受中外人士歡迎。而著名的泰式及

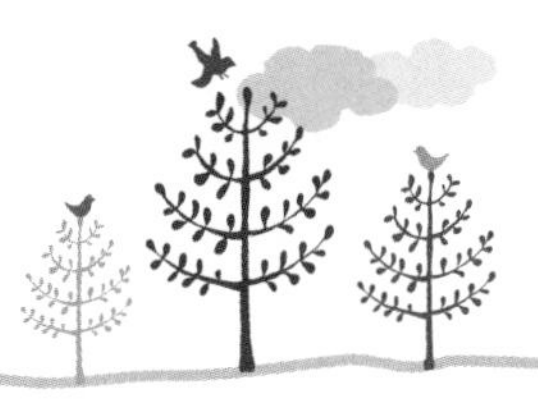

各式按摩，也都會在按摩前先用溫水洗腳，稍作腳部的按摩及放鬆後，再進行其他部位的按摩，這些都有其道理可循。

有沒有發現，在冬天的時候，無論身上穿多少件保暖的衣物，但總敵不過腳上穿上一雙好的厚棉襪保暖。相信大家應該都會有這樣的經驗，只要腳覺得暖和了，那麼身體自然就不會直冷得發抖，所以腳的保暖與保健是強身健體和保養身體的最好方法。

此外，若能養成每天睡覺前用溫水（四十至五十℃）洗腳、按摩腳心和腳趾的習慣，便能有效促進氣血運行、舒筋活絡、恢復陰陽平衡的狀態等各種功效。而對老年人來說，更具有祛病健身的效果。

25、倒立有抗老化的效果

倒立這個姿勢，不是只有街舞這種比較激烈的舞蹈會用到，它其實對保持身材以及抗老化也都有不錯的效果。好萊塢電影《當真愛遇上八卦》（Rumor has it……）裡久未有新作的凱文科斯納，飾演年過半百但仍深具魅力的男性，其中有個橋段就是他會用倒立的方法來讓自己醒酒，同時他也說了：「倒立可以防老化並保持年輕。」

日本美豔女星藤原紀香，保持身材的絕招同樣也是有每天倒立三十秒這一項。由此可知「倒立抗老化並保持年輕」的理論在中外皆有實證。不過想要學倒立的初學者，一定要記得首先要鍛鍊自己的臂力，而且頭部要墊塊類似瑜伽墊那樣的軟墊來保護。倒立時最好可以靠牆，以減輕倒立的難度，而且倒立的時間也不可以太久。

通常，倒立五分鐘，效果如同慢跑三十分鐘，它不但能促進氣血循環，還會令人有通體舒暢之感，是一種高級靜坐的原理。只不過在運用這樣的方法之前，最好還是要審視自己的身體狀況，可詢問相關的運動教練和正確的方法之後再做，才能達到最好的幫助。

26、適合夜間的運動

在吃完晚餐之後，距離睡眠還有幾個小時的時間裡，可以做一些運動幫助胃消化。當然，在越接近睡眠前的時間所做的運動，就不要太過劇烈。以下提供幾種適合夜間的運動：

(1) 走路

走路是一種最普遍的運動，它不需要特別的環境，但是卻需要一雙好鞋來陪你。可以選擇一段路徑，找你可以看到一些喜歡景色的路線，或是有上坡、下坡的路段。一趟路走下來，便是一種最沒有壓力又可以鍛鍊身體的走路運動。

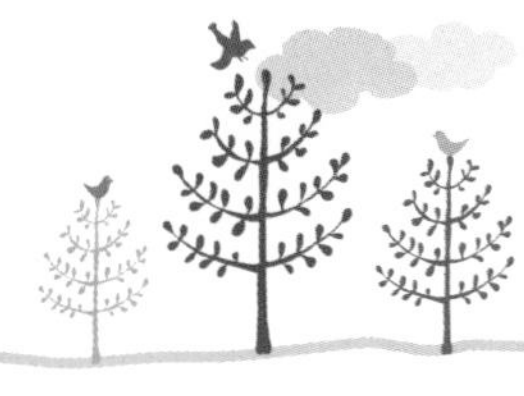

(2) 爬樓梯

爬樓梯是個有效率且方便的運動，每天能夠挪出兩分鐘來爬樓梯，持之以恆，對於全身體能和健康指數都會有明顯的提升，而對於降低膽固醇也大有幫助。爬樓梯一項是隨時都可以做的運動，也是最省錢的。不過要注意的是最好得依個人的心肺耐力來調整爬樓梯的速度。另外，肥胖者或是五十歲以上的老人，或者腿部及關節有問題者就要避免這種運動！

(3) 園藝工作

當一個小時的園丁，整理自家的花園或草皮，至少可以消耗三百卡的熱量，而這同樣是個可以紓解壓力及讓血壓降低的好方法。用不疾不徐的速度，按部就班的去完成園藝工作，這樣也可以運動到你身體的每個部位，還美化了居家環境，是不是相當一舉兩得呢！

（4）**肩膀運動**

長期看電視或電腦，容易引起肩膀痠痛，這時可以試著將雙腿併直併攏，踏在地板上，挺直腰背，將雙臂向外伸直，開始慢慢的向前畫圈，運動你的肩膀。做四到八個八拍之後，再往反方向畫圈，這簡單運動可以重覆做個五分鐘。

（5）**溜狗**

如果你的寵物是狗狗，而你一整天都沒理牠，會不會有罪惡感呢？在國外有專職幫人溜狗的行業，但是像這樣好的活動，千萬不要錯過還機會花錢請別人做。每天溜狗，不但有益你與狗兒之間的感情，同時也可以把

溜狗當成是一種運動，每天讓狗兒和你一起去外頭走走，是件一舉兩得並且有益身心的活動呢！

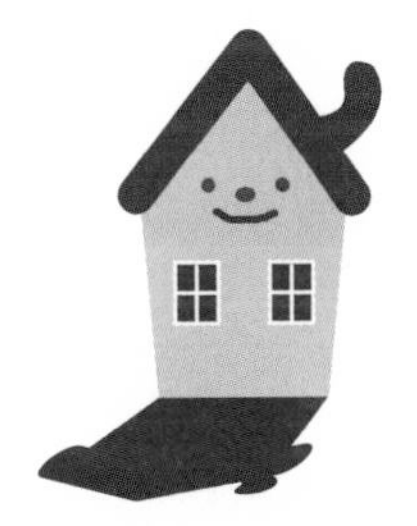

27、講究室內的氣氛

要講究室內的氣氛，每樣佈置都不可馬虎。以臥房來說，因為它是陪伴自己睡眠和養精蓄銳的重要場所，所以素材的挑選相當重要。例如地板的選擇，有人偏愛整潔光亮好清理的瓷磚地板；氣派的大理石地板；溫馨的木質地板，這完全要看你想把室內氣氛打造成怎麼樣的模式。

房內色系的挑選，除了像前一章所敘述的，注意該留意的事項之外，床單、床罩的挑選也非常重要。一套好的床單，除了可以有效增加房間的質感，馬上看出主人的品味之外，最重要的是，它是你睡眠時最貼身的一樣東西，關係到你的睡眠品質。

另外像是房間的燈光，如前一章所述，要挑選溫暖的色系，柔黃色的燈光或是夜燈的設計，都可以讓你在入眠前使房間的氣氛更加舒適。更講究的像是在房內點些精油、薰香，或是放上一盆鮮花，一首好聽的CD音樂……在有形及無形中，讓你的視覺、聽覺、嗅覺都有很好的享受，這也是講究房內氣氛所不可少的。

而除了重視這些有形及無形的室內佈置及氣氛外，室內的氛圍也是很重要的。尤其不要忘了最基本的室內通風和保持空氣清淨，常開窗戶讓空氣流通，同時使用空氣清淨機等方法都是相當不錯的。以基礎與進階雙管齊下的方式營造氣氛，家中便能呈現最佳的室內環境。

28、間接、溫暖的燈光具有舒緩心靈的力量

一般常用的燈泡分為一般燈泡及球型燈泡，均屬白熱燈泡的一種。白熱燈泡與日光燈比較，其亮光有溫暖感。比較透明型燈泡與白色燈泡，因為白熱燈絲的光輝令人感覺愉悅，所以透明型燈泡較有輝煌感，白色燈泡則較為柔和而溫暖。

大多數人總以為日光燈比燈泡好，其實這種想法有待修正。從「質」的方面來考量，日光燈的平行光譜，光線每秒內閃動多次，容易引起眼睛疲勞。此外，日光燈對近距離使用的工作者而言，亮度太強，不如燈泡來得柔和。燈泡發射出的放射光譜光線，較日光燈更接近自然的原色。

在選擇住家的照明設備時，可以選擇省電燈泡，既省電又省錢，至於光線要選擇白色或是黃色，則是看個人喜好。一般來說臥室的燈光均較為柔和，所以黃色為佳，而現在的燈具設計也分成很多層次：全白的、一半白一半黃，或是只亮幾盞黃燈等功能。

在居家環境品質的提升上，已有不少家庭採用間接照明的設計來營造室內環境，例如把燈嵌在天花板或牆壁內，一方面具美化效果，二方面在光度的調配下更符合現代人想營造的特殊休閒氣氛。

燈光每天一定都會使用到，但卻很容易被忽略，想要擁有良好的生活環境並安穩舒眠，正確選擇燈光也是重要的一環。

29、嗅聞薰衣草的香味

薰衣草算是香草植物中經濟價值高，市場需求最大的，同是也是現代人普遍運用的芳香植物。以精油來說，薰衣草精油市場接受度高，也是少數能直接塗抹於皮膚上的精油之一。

薰衣草有著濃郁的花草香氣，又被稱為「寧靜的香水植物」。它具有鎮靜的作用，可以安定心情、鬆弛神經、紓解壓力，更可以治療感冒初期的咳嗽症狀，同時也是治療偏頭痛的理想花茶。身心感覺不舒服時，可以吸入或塗抹少許薰衣草精油來使自己放鬆，同時保養心靈，減低和平衡不安緊張的情緒。

也因為薰衣草本身特性的關係，於是很多沐浴產品及身體護膚乳液都喜歡以它做為香味來源。而薰衣草也很適合在晚上使用，在肌膚保養上，能有助於滋潤、保濕；在情緒的功用上，其相關產品則有助於放鬆情緒以達到安眠的效果。如果你有點精油或香氛蠟燭的習慣，在夜晚嗅聞薰衣草的香味再睡去是非常棒的一種享受。

適當正確的睡眠，是保持健康及年輕的秘訣之一。要保養心靈年齡的年輕和情緒的安穩及淨化，嗅聞薰衣草就能幫助你達到內外兼備的效果，不妨試一試！

30、欣賞美麗的畫面

你有沒有發現，小朋友的床邊故事及童書，內容一定都是非常溫馨，容易受人感動的；或者是像小女孩都會讀的童話故事一般，它們總是編織著幸福美好的結局。而當小朋友聽完這些故事時，不但能帶著笑意入睡，同時也能潛移默化地教導他們將來該如何正面看待社會事物，產生正面處理事物的腦波。

而成年人的你，也應該在睡前看或讀那些美麗的畫面，它可能是一本印刷精美的旅遊圖集，不需要你花太多腦筋去閱讀。藉由書籍中美麗的圖片，讓你的腦海產生畫面來神遊其中，便能達到比文字閱讀更深一層的想像意識中。

你也許可以看一些溫馨的電視頻道，讓它來告訴你人間有愛，世界處處有溫暖。因為心情受到淨化，所以任何事物輸入到你的腦海中自動會排除掉不好的雜質，進而產生正面的腦波，而你眼睛裡的世界將會變得更美好。

你都是在那些地方看到美麗的畫面呢？是否覺得它們有可以幫助你睡前放鬆情緒的功效？保持好心情入睡，睡前所看到的美麗畫面，還能幫助你增進隔天起床的元氣。

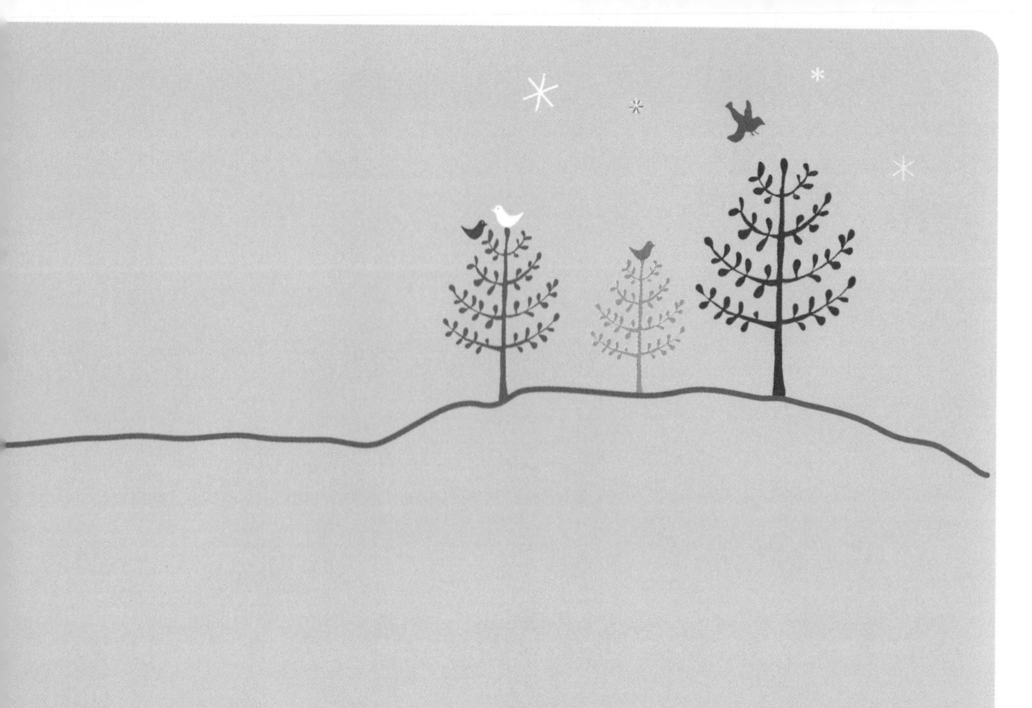

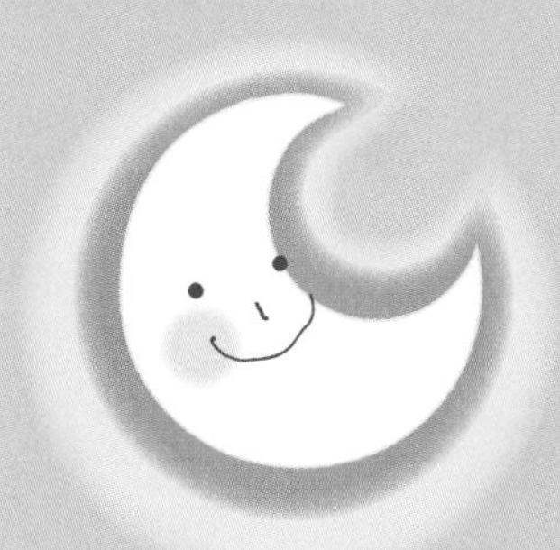

第4章

消除不安的情緒

31、工作情緒不要帶進房間

現在的人或許因為居住空間比較狹小，尤其是住在寸土寸金的大都市裡頭，很多人無法擁有完整的空間規畫，於是將客廳和廚房混在一起使用，或是將臥室搭書房合為一間，讓空間在最經濟的條件下做最大的用途。不過，如果你是睡眠情緒容易受干擾的人，那麼就要特別注意了，因為在臥室中若還擺有工作桌或電腦，睡眠品質可是會受到干擾的。

如果你實在受限於空間關係，電腦桌及工作桌不得不放在臥室裡，那麼千萬要記得不要習慣在床上使用筆記型電腦，或在床上看電視，然後想睡時倒頭就睡（宅男、宅女就是這樣產生的）。也要記得不要隨手把工作日誌或是ＰＤＡ這樣的東西放在床頭櫃上，因為這些東西會讓你的睡眠情緒受到工作思緒的干擾，進而造成睡眠品質不佳。

另外，單身女性如果在職場上表現得可圈可點，但卻一直覺得桃花運不佳，或是一直把重心放在工作上，沒有時間好好找對象談戀愛的話，那麼就看一看自己的臥房是不是充滿著電腦或工作的影子，因為這可是會影響桃花上門的喔！

32、處理完的工作做上記號

你是不是有一種經驗，明天要出國去放個大假了，但是心裡還是感受不到要放假的興奮感，老是一直想著公司的哪件事還沒解決，又或著是想著明天你沒進公司之後，到底公事會不會照常進行，別出什麼批漏之類。於是你就會一直處在莫名的不安情緒中，不斷的查著電子郵件或是按著手機，直到入睡前還是抱著不安的情緒。

這些其實都是庸人自擾，既然決定要做某件事，那就應該朝正面態度往前看，擔心根本不會發生的事情只是浪費時間。為了要避免這樣的情況發生，最好的辦法就是平時養成記錄工作完成度的動作。

你有使用過拍賣網的經驗嗎？有空可以仔細看看上面的交易記錄和一

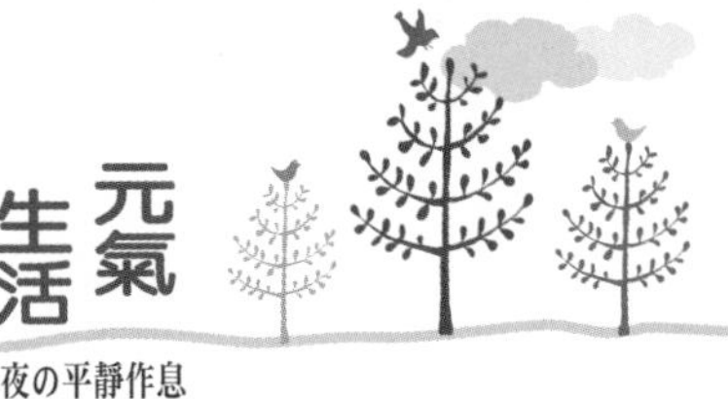

些特殊的選項和提醒功能（例如付款、交易提醒、已給評價等機制等）。你可將這種提醒方式利用在你忙碌的工作清單中，搞清楚自己到底完成了哪一些工作。

不管你是否有專屬的行事曆，或是習慣用手寫方式記錄事情，還是喜歡用網路的提醒功能、ＰＤＡ等等，每日列下你該做的事情之外，記得在完成之後順手畫個Ｘ，或是用紅筆記錄一下執行結果，免得有些事連你自己都搞不清還重覆做，徒增煩惱。當然，萬一你要接手工作或是他人代理你的工作時，這樣做也會清楚得多。

一旦你養成這樣的習慣，假若在睡前還在為了無謂的事情煩心或不安的話，順手檢閱一下自己的工作進度，或許你將會安心許多，更容易沉靜的入眠。

33、做好明天的準備可得到踏實的安全感

如前面所述，睡前會有不安的情緒，除了是自己天生多慮的個性或是壓力過大造成之外，其實最重要的是你有沒有為明天的挑戰做好一個對策或是方針。這個對策或方針有時候並不是真的要你明天就馬上去做的計畫，而是你心中的一個藍圖而已，這張藍圖是幫助你定下心來的一件物品，將它放在你心裡，讓你有種踏實的安全感。

具體來說，假如你明天早上要去面試或是見一位重要客戶，除了必須要準備好的書面資料和相關口條的訓練之外，服裝儀容也是很重要的一個關鍵。建議你在睡前，除了再檢視書面資料是否有缺失，以及是否已有一

套應對的台詞之外，還需要想好明天衣著該怎麼做搭配，才不致於第二天一早慌慌張張，沒時間好好思考，最後亂了方針。

你自己心裡的感受騙得了別人，但是騙不了自己。如果你明天有一場硬仗要打，那麼你心中的那張藍圖和上戰場所需的戰袍，是否都已安排妥當，這關係著當晚你是否能有個安穩的睡眠，而它也可以知道你的安全感是不是自己騙自己的！

34、別在深夜寄出郵件

在電子郵件氾濫使用的現在，很多人在收信的時候都會有一種壓力。如雪片般寄來的信件，有許多是垃圾信件；有許多是客戶抱怨的信件，又或者是老闆的指責信件。而在必須快速抉擇是否該刪去還是要保留，變成許多使用網路者時時得面對的一件重要事情。所以，你如果不希望自己寄出的信件變成別人收信時的困擾，那麼就有一個方法要注意：別在深夜發出郵件。

什麼樣的人會在深夜寄信給別人？扣除因為國際間時差的問題不算，許多人都是半夜睡不著覺，腦子滿滿焦慮的問題，或是因為睡不著而產生的負面情緒，於是這個時候想起今天某件公事沒有處理好、哪件事和朋友起了爭執，所以當下便發了封信給下屬、同事，或者是朋友，但是你無法確定用詞是否言簡意賅，用字是否妥當，因為處於負面情緒，所以你無法知道自己到底在半夜寄了怎麼樣的信件給別人。

而收信的人也是一樣，當你一早開信箱看見了這樣令人不悅的信件，檢查一下發信人的時間，一半以上都是在半夜發出來的。這樣的經驗，相信很多人都有。所以，為了確保自己的郵件不是別人眼中的討厭信件，最好不要在半夜精神不佳的狀態下亂寄信，信的內容不妥就算了，也有可能因為睡眼昏花，而把信件寄到別人的信箱也說不定啊！

35、晚上少講電話

你習慣就寢的時間是幾點？即使現在都市化的程度普遍，就寢的時間越來越晚，不過還是有些人因為工作關係或是因為家中有老人、小孩等，需要配合全家人的作息和就寢時間，所以時間太晚就不喜歡別人打電話到家裡。

早期常聽長輩說，晚上九點半以後，最好就不要打電話到別人家裡，這不是沒有道理的。即便目前手機使用普遍，如果晚上真的有什麼事情需要處理和聯絡，那麼傳簡訊似乎比較好一點，至少你打擾到的只是他個人而不是全家人。

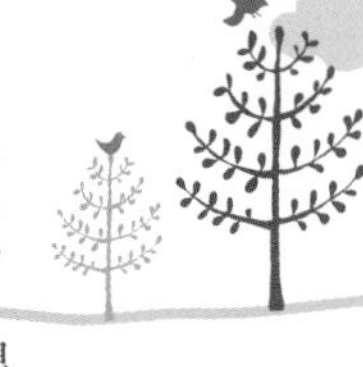

有些人喜歡在晚上打電話給別人，或許也沒什麼重要的事情，但就是喜歡聊天扯是非，這其實也是不太好的習慣，一來如果電話長時間被佔線，對方家人看久了多少會不愉快；二來前面也提過，每個人晚上都需要留給自己一點私人時間。扣掉每天必做的事情，能好好休息的時間其實不多，如果對方的時間又被你的聊天電話所佔據，即使他不好意思掛電話，但心裡多少會對你的行為扣分。所以晚上講電話，最好把握長話短說以及講重點的原則，儘量避免造成別人困擾。

另一方面，講電話時很有可能因為聊得太開心，以致於音量不自覺的提高，如此也會影響到家人甚至左鄰右舍的安寧，所以晚上講電話這件事，還是有很多小原則需要注意。此外，無論電話內容是講他人是非，或是抱怨生活瑣事，分享喜悅心情等等，難免都會影響自己入睡前的心情。

畢竟睡前最重要的是平靜與安定，生氣或是太High的通話內容，都會影響睡眠的情緒和品質。

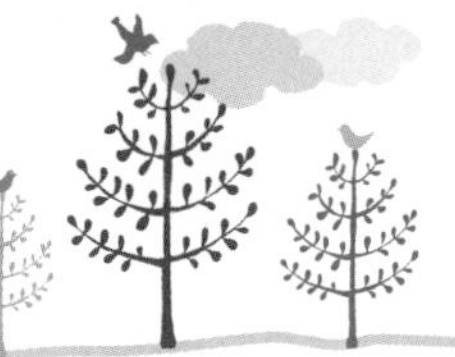

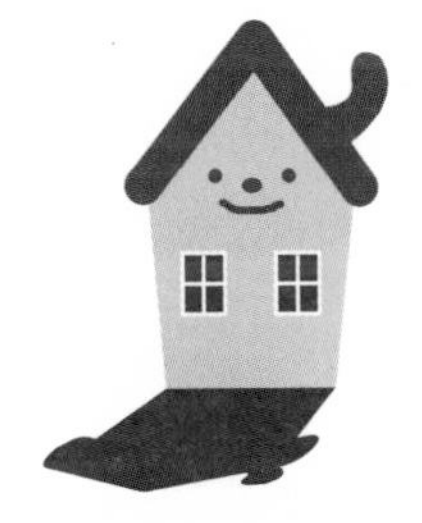

36、晚上少看電視

電視所帶來的負面影響，可能大過你所想像的。

看電視是現代人最普遍的休閒活動之一，吃飯看電視、休息看電視、在車上看電視、睡前也看電視……。因為看電視，所以你回家後的時間，有一半以上的時間都花在看電視上，除了基本的寒喧之外，你跟家人真正聊天相處的時間是否比看電視還少？只要在螢光幕前坐上半個小時，人體的新陳代謝與活動力都會下降，而久坐不動，當然就是造成肥胖，以及使身體代謝降低的原因之一。

看電視的時候，眼球運動機會減少，因為眼睛只要盯著電視螢光幕，

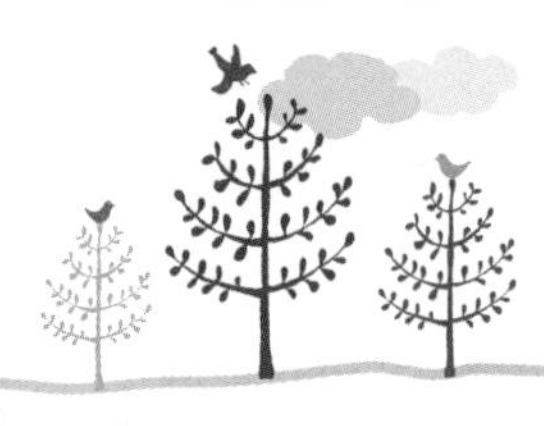

既不用特別擴大瞳孔，甚至不用來回移動，導致眼球缺乏一般性的瀏覽活動，這會使得培養閱讀習慣所需要的搜尋、瀏覽、對焦的能力受損。

電視不僅讓眼睛缺乏運動，也會讓我們的心境變得懶惰、被動。夜間電視（尤其是新聞台），因為觀眾的收視習慣，所以更強調刺激性的內容，於是負面字眼及影像、擴大分貝的音效，或是跑馬燈形式的字幕不斷在電視螢幕上來回出現。即使不去看，這些東西還是會悄悄進入到你的腦海裡，影響你的情緒。

晚上的八點到十一點是夜間活動的精華時段，健康的就寢時間最好是在十一點以前，所以許多你想做的事情最好都在十一點以前完成，如果你再把這一天精華的休息時間全都奉獻給了電視，少了與家人的互動，或是步出室外做點舒緩的夜間運動，那麼你實在不算是個會利用時間的人。

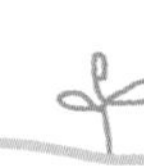

37、睡眠負債

電視、網路和五光十色的外在環境，使現代的人的作息時常受影響，所以容易長期處於「睡眠負債」的狀況下。一個人如果長期處在睡眠負債當中，不但會影響情緒和工作上的表現，還會減低記憶力、警覺性、注意力和判斷力，同時加速老化、造成肥胖，甚至引發其他嚴重的疾病。所以如果長期熬夜念書、上網和加班工作，對身體完全是一大傷害。

很多人以為每天只睡個五小時、六小時，到週末再來睡個十小時就可以補回來，這其實是不對的觀念。因為一個晚上的睡眠不足，需要四至五個晚上的睡眠量才能補回來！如果長期睡眠失衡，會造成大腦的機能受

損，而且很難再回復到正常，即使連續補眠再多天也修復不回來！

要避免有睡眠負債的情況，就要有養成正確生活習慣的觀念。熬夜不但影響身體健康，最直接的影響就是第二天的精神了。通常熬夜後的隔天，不但精神不濟，記憶力減退，還會讓人對你的表現力、執行力產生問號，所以不可輕忽熬夜的影響，尤其年紀大的人更不可為之。

好好規畫下班回到家之後的時間，念書、做家事、家庭活動、上網、看電視等晚上會做的事情，儘量安排在十一點以前完成，因為十一點以後是肝臟排毒的時間，它需要在睡眠中進行。此外，如果你想要有健康的身體，除非必要，儘量不要做晚班的工作，因為那真的是跟自己的身體過不去的工作，賺來的錢都要拿去買保養品或藥品，是得不償失的。

38、將房間收拾整潔，心情自然清爽

沒有人會希望自己的臥室是凌亂的，但很多人的臥室卻都散了一地自己的東西。有個整潔的環境才會讓自己有好心情，做事的效率才會提高，而且乾淨的環境對身體健康也有幫助。這些都是每個人已經知道的事，所以當你看到這裡時，趕緊回想一下自己臥房裡的桌面和地板上是否還是堆滿了雜物。

然而要維持窗明几淨、井然有序的家，真的不是件容易的事情。一個家的整潔不是管好自己就可以，還必須大家一起維護，萬一家中有誰習慣不好，要維持整齊清潔，可能還會引起家庭衝突。當然，維持房子的整潔

不必像經營樣品屋一樣，但若能養成隨時將用過的東西做到順手放回、歸位的習慣，就不必天天費心打掃，而且保證你能天天保持心情愉快。更何況，有整潔的房間自然會產生好的氣場，每天生活在窗明几淨的環境裡，環境帶來的正面影響就已經先贏了一大半，當然，要擁有正面的情緒更是相當容易了。

常聽到有人自圓其說的表示自己的房間是「亂中有序」，其中所指的「有序」還真是見仁見智了！每天維持最基本的整潔度，至少將桌上及地板的灰塵、堆成一疊未整理的書籍或一堆未洗過的碗盤都要好好的清理和收納。如此，即使下班後非常疲倦，一開門就看到乾淨整潔的環境，心裡絕對會馬上放鬆起來。

39、夜晚寫日記

如果你有寫日記的習慣，大概不會在白天把昨天的日記寫上來吧！夜晚通常是人們比較會寫出最正確心情的時刻，即使很多人說日記是私密的，只是寫給自己看、抒發心情的方法，但是也有另外一種說法是：如果你不想讓別人知道的事情，又怎麼會白紙黑字的記下來？所以寫日記的人，其實心裡通常都有個小小聲音告訴自己，期待「有朝一日會被看見」。

當然，隨著科技的日新月異，寫日記的方法不再像以前一樣用筆寫在日記本上，更多人選擇用部落格來寫日記。不過用部落格寫日記要記得，你這一天當中最原汁原味的喜怒哀樂，若沒有設定好密碼的話，同時就會有一票人一同閱讀你的心情，這時若要再反悔、修改或刪除，或許一點幫助都沒有了。

寫日記的確是抒發一天情緒的好方法，就筆者的看法而言，晚上適合沉澱，如果你有什麼苦和樂，可以先去瀏覽別人的部落格或日記來轉移目標（但別隨意留負面情緒的字眼在別人的留言版裡），等你確定心中的想法的確可以讓你平靜寫出當日心情時，再決定是否要寫日記。

古今中外，人們均藉由寫日記獲得了內心的平靜與意外的精神收穫，更多時候，寫日記同時也是一種心靈的治療。當你把不願意公開吐露的心事與想法寫出來，其實就是強迫自己在面對，而這對種壓力的紓解，幫助其實是大過於想像。難怪有人說寫日記具有反省與紓壓的功能，而且歷久不衰。

40、數羊助眠

睡不著的時候數羊，是大家都知道的方法，它或許是一個相當老套的方法，但不可否認的，偶爾還真的頗有效用。

數羊主要是要營造一種單純的情境，人如果一直處在一個很單調、無趣的環境下就會容易打瞌睡。這道理就像上課時，你反覆聽著老師說著不懂或是沒興趣的課本內容便會睡著的情境一樣，而數羊就是為了要營造這樣的環境。

睡不著其實也不一定要數羊，這時候或許可以放一些節奏比較單調或沉悶的樂曲來幫助睡眠。當然，不一定要用輕音樂類型的曲子，一些像是

宗教音樂之類的心靈音樂，助眠的功效其實跟數羊都有異曲同工之妙。另外，重視嗅覺的人也可以在這個時候配合薰香來幫助自己入眠，前面介紹過像是薰衣草等有助眠及安定情緒的精油或香味，都是可以搭配在一起使用的。

至於數牛、數豬難道就不易入睡？前面說過，這只是營造一種單調情境的方法，數羊只不過是因為其溫馴的個性還有純白的外型，加上牠生活在一大片草原上的那種聯想，比較會讓人快速進入平靜安穩的心境，進而有助於進入睡眠的情緒罷了。

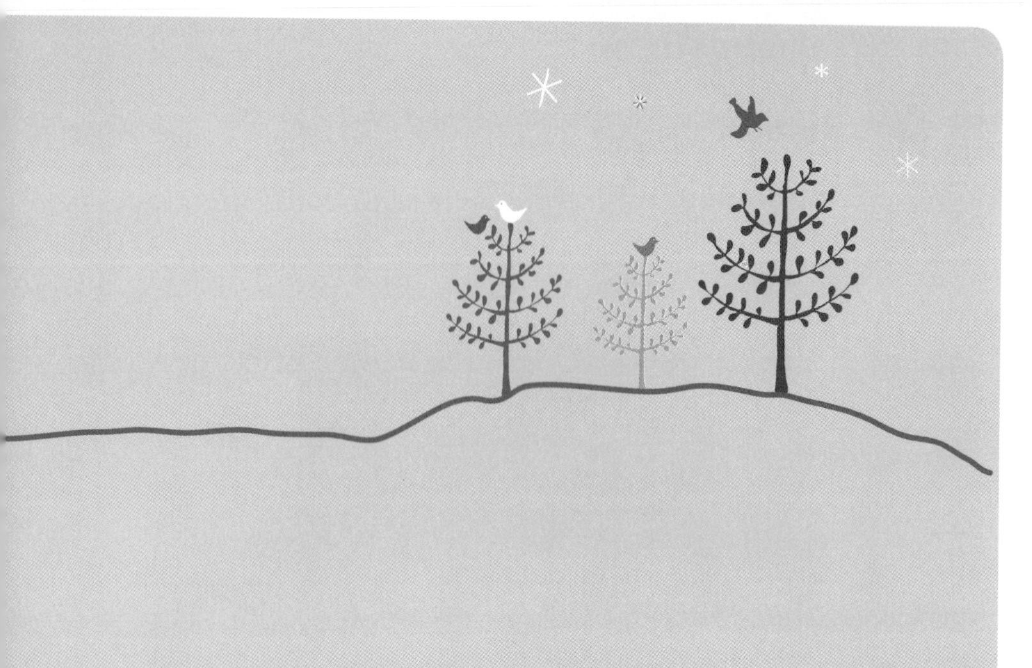

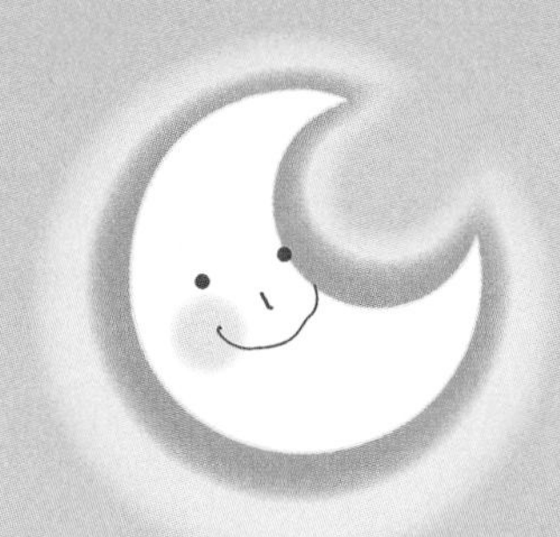

第5章

香甜的熟睡

41、濕度維持在五十%

冬季，很多人都有皮膚乾燥、缺水的問題，而即使在夏天，也會因為時常處於冷氣房裡頭，導致皮膚缺水而不自知，於是保濕的問題可說是每分每秒都受到重視。

皮膚一旦缺水，膚況不佳自然容易產生細紋或是過敏、紅腫等問題，這些都是會讓皮膚年齡老化的主要因素。所以，在夜間睡眠時間裡，除了要關心自己的情緒及心情是否平靜之外，皮膚等呼吸順暢的問題都要一併注意，這時，就不可不提到夜間濕度的控制了。

當溫度在二十二至二十六度，濕度在四十至六十%時，是最舒適的情

況。一般來說如果室內溼度小於三十至四十％，人就會開始感覺口乾舌燥，並會有想喝水的反應，溼度越小這種感覺越強烈。至於如何維持室內濕度於最佳的狀態，可參考下方：

⑴ 適當使用除濕機，使室內溼度維持在四十至五十％之間。這樣也可以避免塵蟎的問題，因為塵蟎最佳生長濕度是七十五至八十％。不過也要記得，除濕機不要過度使用而導致室內太乾燥。

⑵ 保持室內通風良好。儘量讓陽光有直接照射到的房間的機會，尤其在冬季。不要因為怕冷或是長期開冷氣而忽略了開窗戶的動作，讓空氣自然流通才有舒適的睡眠環境。

42、善用暖氣與除濕機

近幾年來氣候異常變化，冬天夜間的氣溫時常偏低，所以睡前使用暖氣和電毯的人越來越多。不過在使用暖氣和電毯時，除了要注意一般使用電器的注意事項之外，最重要的是要記得定時。

要定時，省電當然是原因之一，另一方面是不要讓室內過於乾燥，因為暖氣吹久了，身體缺水的感覺會很明顯。

尤其如果使用同一個電源，不要同時開啟兩台暖氣（冷暖氣的除外），因為暖氣的耗電量較大，同時開兩台容易跳電。特別是冬季使用電器，一定要謹慎多留意。

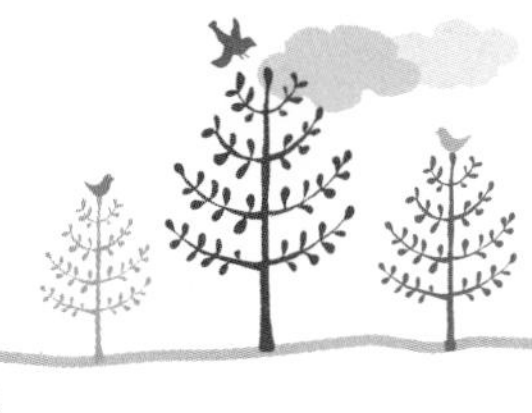

通常在開暖氣睡覺後的隔天，因為戶外的低溫加上室內開過暖氣的室溫，反差頗大，所以會有很多水珠凝結在窗戶上，並順著滑落到窗軌。如果你開暖氣的時間越長，水珠會越積越多，最後有可能會在窗邊形成小積水，所以怕潮濕的物品最好不要擺在窗邊。

另外，出門前記得在房內開啟除濕機，讓窗邊的水氣和室內的溼氣可以被吸收，免得等你晚上再開暖氣時，窗邊積水的事件又會再重演。當然，如果可以的話，在夜間睡眠的時間裡，除了設定暖氣或電毯的時間之外，也可以預設除濕機的時間，適度的將兩個控制氣溫及濕度的東西交替使用，以營造更乾爽舒適的睡眠空間。

43、觸感佳的寢具能催起睡意

「寢具」解釋為「睡覺的用具」是相當貼切的，它包含床、帳、枕、席、被、褥、毯等都算是寢具。早期的台灣社會，受限於經濟條件及生活型態影響，多數人並不太重視寢具的選擇，但由於現在人對生活品質的注重，以及長期對健康的考量下，開始願意多花時間了解睡眠的重要性，並願意花比較多的錢來投資品質好一點的寢具。

寢具影響健康的觀念已被日漸重視，想想每天至少有六至八個小時要睡在床上面，如果想要擁有良好的睡眠品質，寢具的功效可是相當大。而品質好的寢具，首重一席彈性及材質好的床墊，同時搭配一個高度、硬度

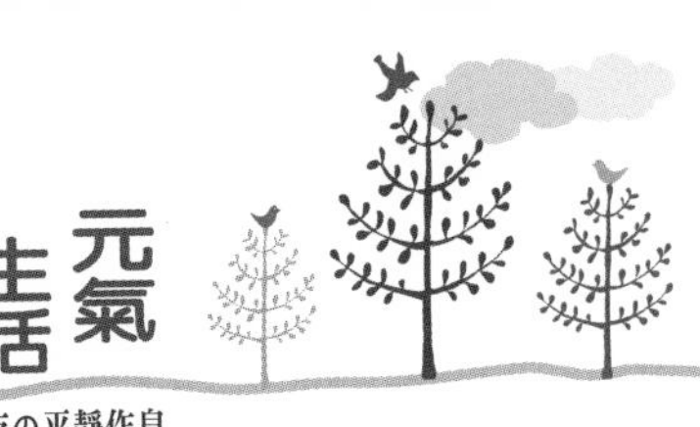

適中的枕頭。

有的人偏好睡在木頭地板上，但即便如此，也要在木頭地板上墊上一張床墊來睡比較好。因為台灣的氣候潮溼，木板地容易受潮，睡久了身體也會生病。至於床墊的軟硬度就看個人的喜好及身體需要來做選擇，目前好的床墊也許動輒就要價上萬元，但是一張好的床墊可以讓你安眠、紓壓，也可使用很多年，相當值得你為自己的睡眠健康來投資。

另外，品質好的寢飾組也非常重要。床是你臥室中最大的傢俱，用品質好的寢飾來佈置，除了可以提升生活品味，讓處在臥室內活動的人有好心情之外，質料好的寢飾也會為你的睡眠品質加分。

一套幾千塊或是萬元以上的寢飾組，在布料和織紋上多少和一套幾百元的不一樣，特別是在肌膚的觸感上會有差，而且洗過之後會不會起毛球的情形也相差很多。市面上曾經充斥著不少黑心寢具，睡眠既然是很重要的事，那麼選一組可以耐用很多年的寢飾，其實不算是浪費的表現，而是愛護自己、照顧健康的一種方法。

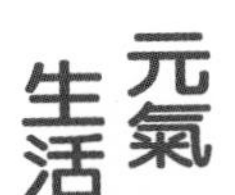
元氣
生活

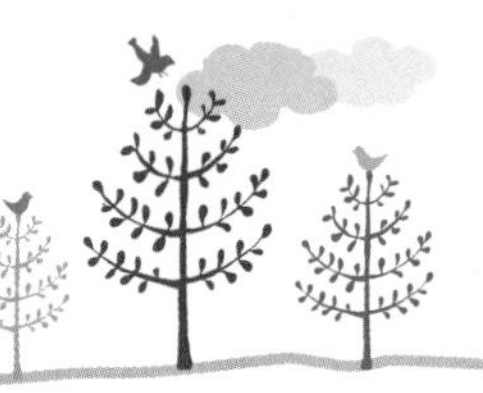

44、搖籃曲好入眠

搖籃曲（lullaby）又稱催眠曲，是一種形式簡單、節奏搖盪，用來安慰小孩的歌曲，最有名的搖籃曲目是由音樂家布拉姆斯所作。會有搖籃曲的出現，原來曾有一段小故事：布拉姆斯的好友，其中有一位是當時著名的小提琴家舒曼，而搖籃曲正是布拉姆斯在幫忙著照顧精神失常的舒曼，以及看顧小朋友時所做的曲子。

其實，不光只是小朋友需要搖籃曲，大人在面對每天忙碌的工作壓力和生活壓力之下，更需要有香甜的睡眠及安穩的心靈來應付隔日的挑戰。而每個人適合的催眠音樂都不相同，只要是能夠讓自己放鬆的，都可以當作自己的催眠音樂，例如沙發音樂、古典音樂，或者是大自然的音樂等，都是不錯的選擇。

至於搖籃曲最大的特色就是曲調緩慢，旋律溫柔協調的樂風，有助於穩定心靈來獲得身心舒緩。睡前可以在這樣的音樂氣氛下，洗滌心靈、訴說夢想，讓自己進入沉睡的夢鄉，一夜好眠。

45、聆聽心靈音樂

「心靈音樂」這個名詞越來越受到重視及歡迎，主要原因就是現代人的壓力過大，所以不但在運動時講究心靈音樂輔助，在休閒及睡眠時也需要藉由心靈音樂來撫慰心靈。

其實，只要具有能舒緩壓力、提升思想層次和改善失眠等幫助的音樂都算是心靈音樂。簡單說就是「藉由音樂，給予心靈正面影響」的音樂。

舉例來說，從胎教開始，母親就會聽一些如催眠曲之類的音樂，即使在睡覺，也能淺淺的感覺到音樂的律動。而在肚子裡的嬰兒，每天固定聽著同樣安祥的音樂直到出生，於是相同的旋律便會影響著那個曾受過音樂薰陶的小小心靈，最後在他未來的思考以及態度的啟發上，便會達到一種效果。這種些微的改善是在心靈最深處的，不經意地就會深植在心中。即使你不去聽它，腦海裡仍然會有音樂旋律的餘韻存在。

你熟悉能觸動自己心靈的音樂嗎？這種音樂最適合在睡眠前聆聽，因為在外頭衝鋒陷陣一整天的你，不論遇到好的、壞的、傷心的、衝突的事情，都需要在一天結束之前，找個方法讓情緒平靜，讓心靈回歸到最初的狀態，這時聆聽心靈音樂就是一種很不錯的方法。

音樂之於人類的靈魂，有許多說不出的影響及作用，這也是為什麼早在人類文明開始之時，「詩書禮樂」中的「樂」便成為最重要的一項文化資產之一。

46、善用竹炭製品

竹炭是竹子的炭化處理，使用高溫讓竹子炭化，並依其炭化的程度（溫度的差異）分成三種等級，用途和作為燃料的木炭或煤炭有所差別。

竹炭在日本又被稱為黑鑽石，主要應用於生活補助機能的目的較多，其中的一級（頂級）品，主要是用於過濾及煮食時用，日本和台灣是在煮飯時在白米上放一塊竹炭一起煮，米飯會飽滿也香Q好吃。

市面上相當流行竹炭製品，而它在生活中的應用也相當廣泛。例如竹炭可放進米缸中防蟲、保鮮；剛油漆的房間充滿甲笨、香蕉水等工業用溶劑，氣味刺鼻且不易散，這時只要放置竹炭，便能很快去除空氣中的有毒

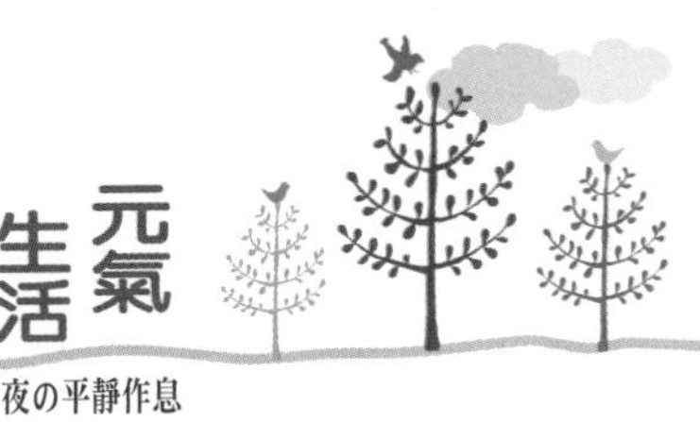

物質，回復清新的空氣。

另外，竹炭也有隔絕電磁波的作用。因為竹炭經過高溫燒製，即成為良好的導電體，具有與金屬板同等或以上的遮蔽性，是最好最輕的電磁波遮蔽材質。如果在家電製品周圍及手機上放上竹炭，可有效阻隔電磁波，避免人體受到傷害。

此外，人體在睡眠當中，透過毛細孔的呼吸，每一晚大約要向體外排出一杯的水分。隨室溫的上升，排出的水分量也隨之增加。如果你也覺得竹炭的功用很有幫助的話，不妨可以買一些相關的竹炭產品來幫助自己營造更舒爽的睡眠環境。尤其用在保暖衣物或是棉被等布料上，不但會讓你穿、蓋起來相當舒適，也可達到安眠的效果。

面對地球暖化問題來臨，竹炭製品這個可以不斷循環利用的環保產物，已越來越受人們喜愛，如果你怕冷又想要有個安穩的好眠，不妨考慮購置些竹炭相關的寢具，讓你有個香甜的睡眠。

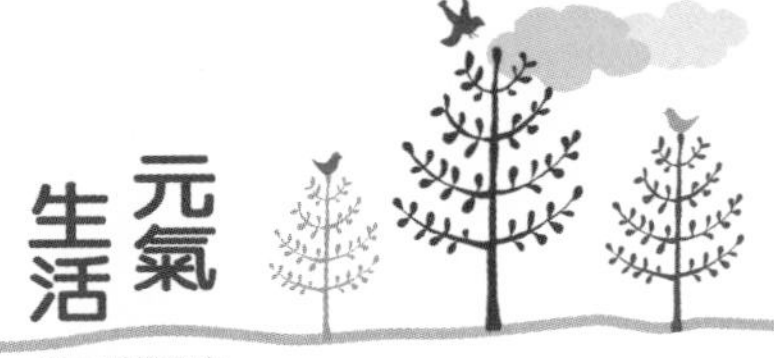
元氣
生活

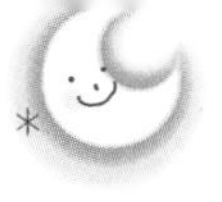

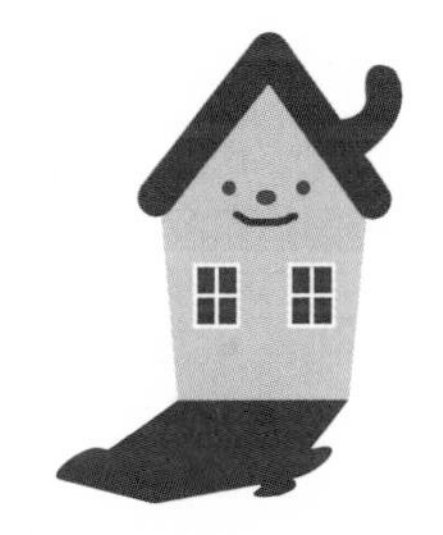

47、保持足部的溫暖

在冬天，很多人會有手腳冰冷的情形。在身體還屬健康的情況下，大部份的人都是因為缺少運動，或是不當的節食，造成營養不均衡及血液循環不佳而使手腳冰冷。另外，體型較瘦、虛寒體質的女生最容易出現手腳冰冷的情形，因為這類型的人末梢血液循環較差，容易使體溫調節的機制紊亂。改善的方法不外乎就是要定期運動、均衡飲食，吃一些溫補食品，睡前泡腳、補充維他命E等。

常聽到很多人說雙腳冰冷，就算穿襪子也無法溫暖起來。通常，在睡前腳部如果無法暖和，便很難入睡，而且睡眠品質也不會太好。而手腳冰

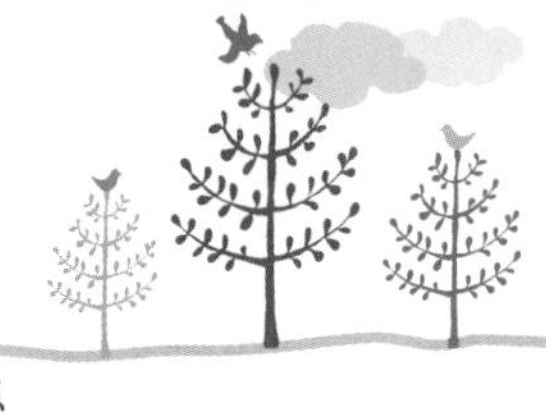

冷除了僅能讓睡眠狀態達到淺眠的程度之外，半夜你也會常常因為手腳冰冷而自己清醒，於是腳不暖和影響了你整個身體的溫暖度，進而嚴重影響到你的睡眠品質及隔天的精神狀況。所以，除了平時就要注意飲食、持續運動和養成良好生活習慣之外，也可以勤作腳底按摩，自己ＤＩＹ，便可隨時保持足部的溫暖。

腳部穴位的按摩，通常位於小拇趾生長處外側的至陰穴和湧泉穴，湧泉穴在腳趾全部彎曲時，腳底所形成的人字形皺紋中央處可容易按到。腳底按摩的次數皆為每天二至三次，每次按壓穴道各四十至五十次。另外，也可以簡單將每個腳趾用力搓揉一下，再搭配上乳液和嬰兒油按摩，這樣腳部就會很暖和了，而且效果還更好喔。

48、確認沒有會發光的東西

很多的孩子都很怕暗、怕黑，而大人也都習慣讓孩子開燈睡覺增加安全感，然而，到底該開燈睡覺，還是關燈睡覺？經研究發現，多數中外學者均傾向於「關燈睡覺對人體比較好」的觀點。

中國傳統醫學認為：「從寤入寐，進入睡眠狀態，是個引陽入陰的過程。」醒時屬陽，睡時屬陰，光亮屬陽，黑暗屬陰；西方醫學也報導，晚上睡覺開燈會影響大腦的智力發展，降低人體的免疫力功能，所以最好養成晚上睡覺關燈的習慣。

此外，一份國際醫學期刊針對零到兩歲幼兒做多年的追蹤調查後發現，關燈睡覺的幼童罹患近視的機率會比開燈睡覺的幼童來得低。這也就是說，開燈睡覺的孩子會增加近視的機率，因為兩歲以前的孩子眼睛還沒有發育完全，眼睛在這個時期的發育比較容易受光源的影響，進而可能導致視力問題。而且，在十六歲到十八歲以前都算是眼睛的發育期，只要在這時期開燈睡覺，光源多少都會對眼睛有影響，因此，若相當堅持一定要開燈睡覺的話，建議最好是背光睡。

由前兩段的說明可以知道，養成開夜燈習慣的最大原因多數只是因為怕黑，再不然就是擔心半夜起床摸黑找廁所會絆倒東西。其實你睡覺的地方是自己最熟悉的地方，這種擔心很容易克服。很多人不敢關燈睡覺的習慣是從小養成，所以既然知道關燈睡覺的好處多過於開燈睡，不如還是多為自己的健康著想一下。而關燈睡覺同時也是關心你家小孩的另一種方法，從小就訓練他們能在黑暗中入睡的習慣，也能避免視力問題的產生。

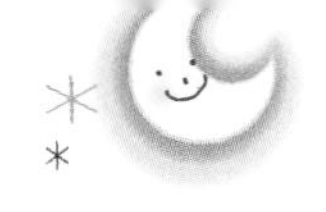

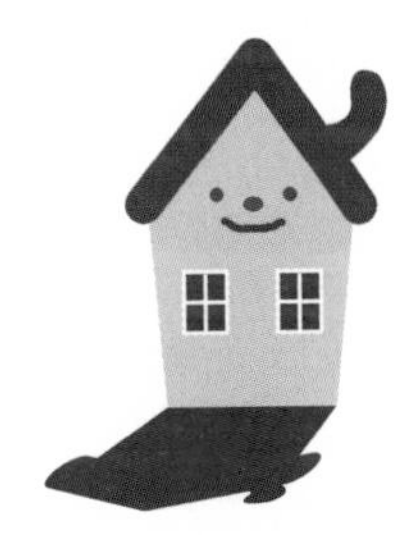

49、喝一杯蜂蜜水

晚上喝一杯蜂蜜水，乍看之下是一件會發胖的「自殺」行為，但是有基本健康常識的人都會知道，糖分也有分成好的和不好的，而蜂蜜就是良好的天然糖分來源。

蜂蜜是營養豐富的天然食品，除水分、糖分外，也含有適量的維生素、礦物質、氨基酸及酵素類等。在挑選時，百分百純的蜂蜜不會招惹螞蟻，而放進冰箱裡頭也不會結凍固化。摻水的蜂蜜搖一搖會產生氣泡，放進冰箱水分會遇冷而結凍，所以選購時要多留意。

「朝鹽晚蜜」是中國傳統的養生保健法，在注重養身、瘦身的這個年代，傳統的養生方法不妨可以多嘗試。而古人很早就把蜂蜜用來做食品和藥用，著名的《本草綱目》早有記載：「其入藥功能有五：清熱也，補中也，解毒也，潤燥也，止痛也……能調和百藥而與落草同功。」依照現代的西醫理論，蜂蜜有助於整夜保持血糖平衡，避免早醒，尤其對經常失眠的老年人來說效果更佳。

可在晚上臨睡前，喝上一杯蜂蜜水，讓蜂蜜為你養脾氣、除心煩，使你心神安定，好睡好眠好入夢。

50、妥善使用暖被機和暖氣等電器用品

冬天的時候，如果室溫低於十八度，而家中安裝的只是冷氣而不是冷暖氣，那麼把冷氣調到二十一度，是不是可以有提升溫度的效果？這個答案是否定的。

冷氣壓縮機啟動才會產生冷氣，否則就只有風，壓縮機啟動與停止，是由溫度感應器控制，所以當感應到溫度已低於設定溫度，壓縮機是不可能啟動，但仍然會送風，所以絕不會有暖氣，除非你用的是冷暖氣機。而如果家中使用的的確是冷暖氣機，要記得將功能鍵調到暖器位置，不然只是徒增用電量而已。

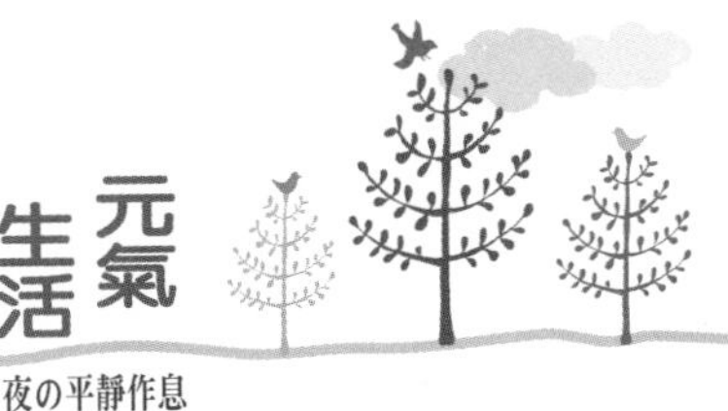

冬天因為氣溫低，所以睡眠時會使用到的電器要特別注意安全上的問題。暖氣要定時，而且千萬不要把衣物曬在暖氣上當成暖衣用的工具，避免會有燃燒的危險。而吹暖氣時，記得要與身體有一定的距離，除了避免睡著時燙傷的危險之外，也可以防止皮膚過於乾燥，進而引起脫皮發癢的情況。另外，睡前可以在身上塗點身體乳液，以維持皮膚的滋潤度，如此使用起暖氣也更為適合。

台灣溼冷的冬季氣候，讓暖被機也變成另一個受家庭喜歡，甚至家家必備的物品。因為棉被得要蓬鬆、乾燥才會有溫暖的感覺，會越蓋越冷通常都是棉被溼氣太重所致。另一方面，暖被機也可以拿來烘鞋，讓鞋子保持乾爽舒適也比較不會有香港腳之類的問題產生。

而冬天來臨時，來個暖呼呼的熱水澡之後鑽進被窩睡覺，是多數人最喜歡的事情了。不過還是得提醒大家注意熱水器的使用，因為這樣的悲劇老是上演，所以得要把這些東西擺在室外通風處，並在睡前確認門窗是否上鎖或緊閉，也要記得去巡視一下瓦斯是否關閉。睡前幾個細心的檢查，保證能讓你睡得安穩、活得健康。

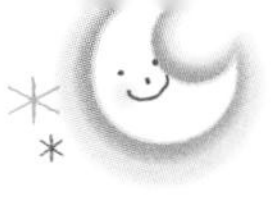

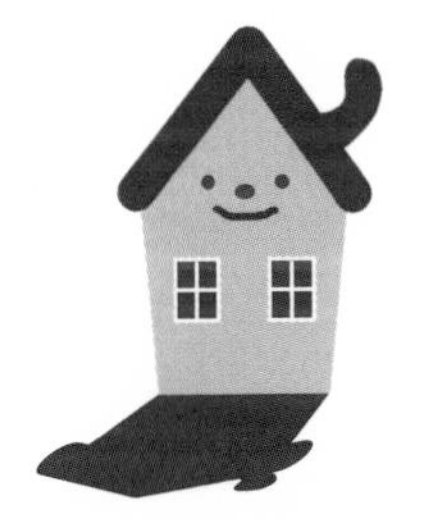

57、感謝自己

一個人要懂得感謝才會設身處地的同情他人，並感謝自己得到眾生許多好處：我們不種田有飯吃；不紡織有衣服穿；不是建築師和建築工人卻有房子住……，這些都應該感謝。

然而，當你在睡前祈禱，甚至感謝天、感謝地、感謝過眾神，還感謝過所有你想感謝的一切時，不知道有沒有同時想過要感謝自己？

有時候在感謝完外在的一切事物之後，你也該保持感謝的心去看待自己身體的每一個器官。你要相信「是你自己和身體的器官溝通」。智者常說「觀諸於心」，也就是要你自己去傾聽內在真正的聲音，如果你沒有抱

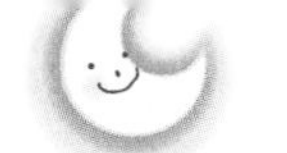

持著滿足、感謝的心態來看待自己，那麼將聽不到自己內在最真誠的心聲。

我們常說要訓練自己的手腳靈活、要讓自己在最需要的時候保持身體的活躍，就像是要參加一場重要的考試一樣，你不會希望身體在那個時候給你出個小問題，讓你肚子痛得頻跑廁所。所以你得和自己的身體器官做溝通，它會知道你的需要進而完成你的願望。那麼，每當你無病無痛、平平順順的過完一天時，能夠不感謝自己嗎！

而當你完成與自己的身心對話之後，便會更加了解自己的想法，這時自信也會油然而生，不需要靠外在的成功或稱讚，就能因為了解自己而產生自信。這種相由心生的自信，會讓你不斷產生進步的鬥志與勇氣，持續保持用正面的態度與想法來迎接每天的挑戰。

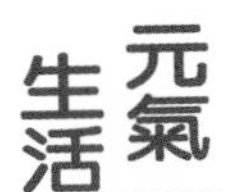

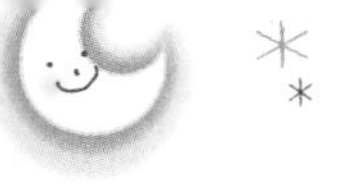

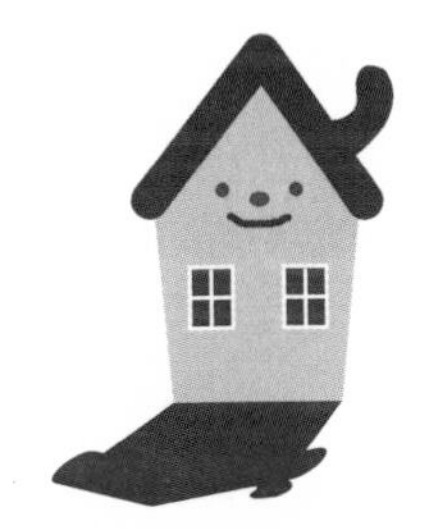

52、冷氣舒眠定時

睡眠時，身體活動較少，發汗量也減少，由於人在熟睡的時候體溫會稍微下降，此時冷氣的溫度如果和白天設定的一樣，很容易感冒，所以冷氣通常會有舒眠裝置。

為防止著涼，記得在睡覺前先按下「舒眠」設定，此時冷氣機便會由微電腦控制。通常，冷氣機會在開始的半小時之後，以設定溫度運轉。運轉半小時之後，設定溫度會自動上升〇・五度。再半小時之後，設定溫度又會自動上升〇・五度，等到一共上升兩度之後就不再變化，而這個功能也可以同時達到省電的功效，你更不會在半夜冷到裹棉被。

　　通常，冷氣溫度高一度大約會省下六%的電費，而長久下來就可以看見差別。具體來說，以一天吹十二小時來計算，一個月約可省兩百元電費，對節約用電及開銷不無小補。所以為了自己的健康與荷包著想，睡前除了記得按下舒眠設定，還要另外再擺一杯水在床頭，以便讓室內的濕度更加平衡喔！

53、保持身體的暖度好入眠

天氣冷的時候，就很想躲進溫暖的棉被裡睡覺，但棉被總是冰冰的；使用電毯、電暖器或電暖爐，除了擔心睡到半夜會被熱醒之外，又要煩惱電費或是害怕漏電、走火等問題……。

如何保持身體的暖度來入眠，其實還有不少方法，而且利用現有的簡單資源就可以達成了。所以在期待景氣復甦之前，還是把錢省下來，不再額外花錢買電暖器或是暖被機了，只要改變一下入睡前的習慣就受用無窮。

(1)洗完熱水澡後趁身體正熱時，穿上禦寒的貼身衣物（如衛生衣、套頭）再趕緊上床睡覺。

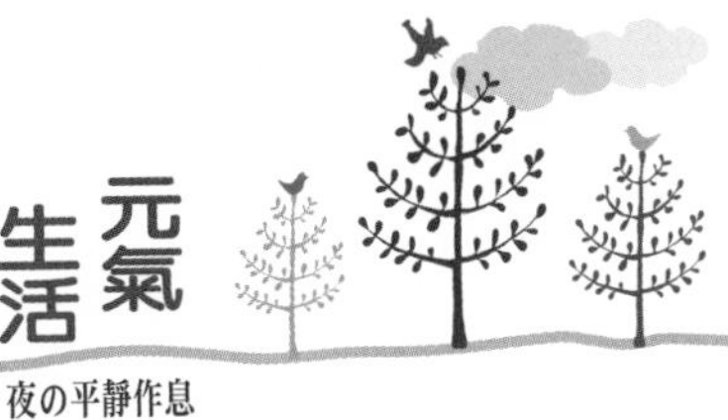

(2)穿上厚棉（毛）襪。其實只要腳底溫暖了，全身也就不會因為冷而抖個不停，而這個方法包準可以讓你一覺好眠，而且還可能會因為太溫暖，在半夜脫掉襪子卻不自覺呢！

(3)睡前喝杯溫牛奶或是一小杯紅酒，兩者都有助於好入眠。

(4)記得把窗簾拉上，你會發現不論你是不是有個厚窗簾，只要有這層阻隔，室內就會暖和起來，至少減低了冷風吹進來的機會。

最後，做做前面幾個章節所談的「適合夜間的運動」，來促進血液循環及代謝，身體自然就會暖起來。

54、睡不著的時候，起來寫張感謝的明信片

還記得出國的時候，因為看到了期待已久的風景，體驗了很多新奇、令人難忘的愉快經驗，所以會想要寫張明信片給喜愛的親友一起分享的感受嗎？明信片的特色就是：雖然讓你寫字的地方不多，但是收到的人都可以從你簡短的字句及印在上面的美麗異國風光，而感受到你的愉快。

當你因為煩人的事心事重重而睡不著的時候；對明天令人期待的事興奮不已而睡不著的時候……，不管是好事還是壞事，你永遠都要記得抱持著正面的心情來看待明天，而這時如果想要轉換心情來幫助入眠，有一個好方法：寫張感謝的明信片。

這張明信片不一定是要寄出去的，只是當你抱持著正面的想法時，可以把美麗及感恩的文字寫在印刷精美的小卡片上，來達到某種程度上的心靈治療。當你有機會把平常因為害羞而無法當面表達感謝的話，用文字表達出來，這便是一種感情的宣洩。

當你累積了許多張這樣充滿感恩的小卡片之後，你會突然發現，原來你一直都是被這樣的愛包圍著，這時你內心自然不會感到空虛。當然，你知道自己是個充滿愛的人之後，許多事也都能以正面的態度去面對，所以你也會有能力去散發你的光和熱去影響其他人。這些看似強大的力量，其實就是在你睡不著的夜晚，藉由寫感謝小卡片的時候，所慢慢累積出來的。你相信這種小卡片的力量嗎？不妨試一試！

元氣生活
夜の平靜作息

作　　者　孫大為

發 行 人　林敬彬
主　　編　楊安瑜
編　　輯　蔡穎如
內頁編排　曾竹君
封面設計　曾竹君

出　　版　大都會文化　行政院新聞局北市業字第89號
發　　行　大都會文化事業有限公司
110台北市信義區基隆路一段432號4樓之9
讀者服務專線：（02）27235216
讀者服務傳真：（02）27235220
電子郵件信箱：metro@ms21.hinet.net
網　　　　址：www.metrobook.com.tw

郵政劃撥　14050529 大都會文化事業有限公司
出版日期　2008年6月初版一刷
定　　價　180元

ISBN　978-986-6846-39-7
書　　號　Health+15

First published in Taiwan in 2008 by
Metropolitan Culture Enterprise Co., Ltd.
4F-9, Double Hero Bldg., 432, Keelung Rd., Sec. 1,
Taipei 110, Taiwan
Tel:+886-2-2723-5216
Fax:+886-2-2723-5220
E-mail:metro@ms21.hinet.net
Web-site:www.metrobook.com.tw

國家圖書館出版品預行編目資料

元氣生活：夜の平靜作息 / 孫大為著. -- 初版. --
臺北市：大都會文化, 2008.06
面； 公分. --（Health+；15）
ISBN 978-986-6846-39-7（平裝）

1. 健康法

411.1　　97007469

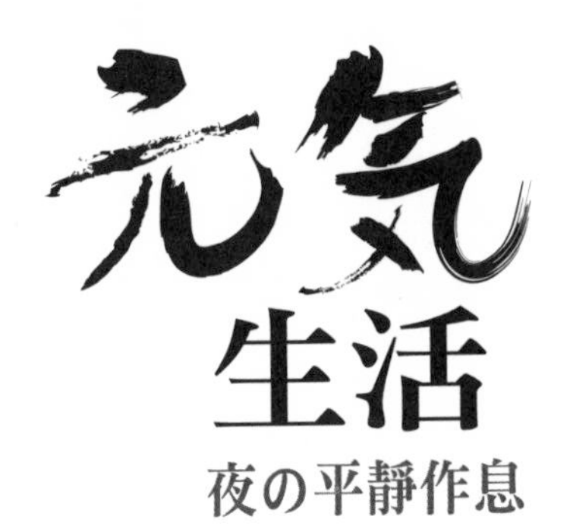

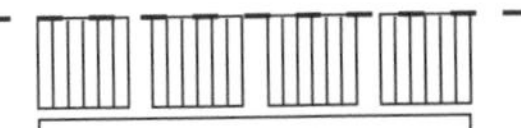

北區郵政管理局
登記證北台字第9125號
免貼郵票

大都會文化事業有限公司
讀者服務部收
110台北市基隆路一段432號4樓之9

寄回這張服務卡（免貼郵票）
您可以：
◎不定期收到最新出版訊息
◎參加各項回饋優惠活動

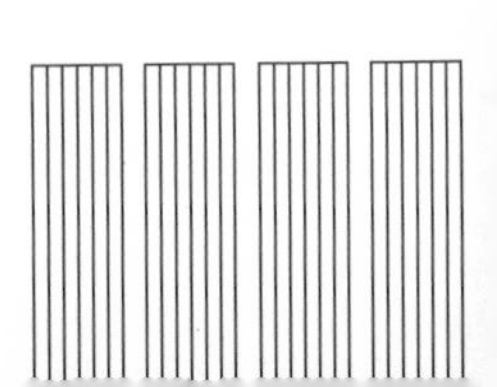

大都會文化　**讀者服務卡**

書號： Health+15 **元氣生活**：夜の平靜作息

謝謝您選擇了這本書！期待您的支持與建議，讓我們能有更多聯繫與互動的機會。

A. 您在何時購得本書：＿＿＿＿年＿＿＿＿月＿＿＿＿日

B. 您在何處購得本書：＿＿＿＿＿＿書店（便利超商、量販店），位於　　　　（市、縣）

C. 您從哪裡得知本書的消息：1.□書店 2.□報章雜誌 3.□電台活動 4.□網路資訊
5.□書籤宣傳品等 6.□親友介紹 7.□書評 8.□其他＿＿＿＿＿＿＿＿

D. 您購買本書的動機：（可複選）1.□對主題和內容感興趣 2.□工作需要 3.□生活需要
4.□自我進修 5.□內容為流行熱門話題 6.□其他＿＿＿＿＿＿＿＿

E. 您最喜歡本書的：（可複選）1.□內容題材 2.□字體大小 3.□翻譯文筆 4.□封面
5.□編排方式 6.□其他＿＿＿＿＿＿

F. 您認為本書的封面：1.□非常出色 2.□普通 3.□毫不起眼 4.□其他＿＿＿＿＿

G. 您認為本書的編排：1.□非常出色 2.□普通 3.□毫不起眼 4.□其他＿＿＿＿＿

H. 您通常以哪些方式購書：（可複選）1.□逛書店 2.□書展 3.□劃撥郵購 4.□團體訂購
5.□網路購書 6.□其他＿＿＿＿＿＿

I. 您希望我們出版哪類書籍：（可複選）1.□旅遊 2.□流行文化 3.□生活休閒
4.□美容保養 5.□散文小品 6.□科學新知 7.□藝術音樂 8.□致富理財 9.□工商管理
10.□科幻推理 11.□史哲類 12.□勵志傳記 13.□電影小說 14.□語言學習（＿＿語）
15.□幽默諧趣 16.□其他＿＿＿＿＿＿

J. 您對本書（系）的建議：＿＿＿＿＿＿＿＿＿＿＿＿＿＿＿＿＿＿＿＿＿＿＿＿＿＿＿＿＿＿

K. 您對本出版社的建議：＿＿＿＿＿＿＿＿＿＿＿＿＿＿＿＿＿＿＿＿＿＿＿＿＿＿＿＿＿＿

讀者小檔案

姓名：＿＿＿＿＿＿＿＿　性別：□男 □女　生日：＿＿年＿＿月＿＿日

年齡：□20歲以下 □20～30歲 □31～40歲 □41～50歲 □50歲以上

職業：1.□學生 2.□軍公教 3.□大眾傳播 4.□服務業 5.□金融業 6.□製造業
7.□資訊業 8.□自由業 9.□家管 10.□退休 11.□其他＿＿＿＿＿

學歷：□國小或以下 □國中 □高中／高職 □大學／大專 □研究所以上

通訊地址：＿＿＿＿＿＿＿＿＿＿＿＿＿＿＿＿＿＿＿＿

電話：(H)＿＿＿＿＿＿　(O)＿＿＿＿＿＿　傳真：＿＿＿＿＿＿

行動電話：＿＿＿＿＿＿　E-Mail：＿＿＿＿＿＿＿＿＿＿

◎謝謝您購買本書，也歡迎您加入我們的會員，請上大都會網站
www.metrobook.com.tw 登錄您的資料，您將不定期收到最新圖書優惠資訊及電子報。